著 **佐藤幸人**
兵庫県立尼崎総合医療センター
循環器内科部長

心不全の基礎知識
100
第2版

文光堂

著者ならびに弊社は，本書に掲載する医薬品情報等の内容が，最新かつ正確な情報であるよう最善の努力を払い編集をしております．また，掲載の医薬品情報等は本書出版時点の情報等に基づいております．読者の方には，実際の診療や薬剤の使用にあたり，常に最新の添付文書等を確認され，細心の注意を払われることをお願い申し上げます．

第2版 序文

　第1版を出版してから早くも8年が経過しました．当時は心不全の本といえば基礎研究など難解なものが多く，専門家にしか理解できないものが大半でした．一方で，心不全患者は増加し，社会的問題となる様相を呈しつつあった時代でした．そこで，誰でも簡単に心不全を理解できるような，あえて簡単な本を作成しようというのがねらいでした．さらに，心不全は医学的視点だけでは解決できないことが多いこともあり，多職種チーム医療の観点も盛り込んだ内容としました．

　しかし今，読み返してみると当時は客観的なことが書けずに主観的な記述で終わっていた箇所や推測や願望の域を出ない記述が多くあります．8年間に出てきた社会的・医学的話題も多く，特に厚生労働省が「地域包括ケアシステム」の構築を打ち出し，心不全の緩和ケアにも診療報酬が認められたことは今後の診療体制に大きく影響を及ぼすと考えています．そこでPart. 4，5は項目自体を大きく変更しました．また，さらなる10年間を見越してPart. 6を設けました．学術的内容は最新のガイドラインに準拠し，その一方で心不全チーム医療の実践，最新の栄養指導や緩和ケアなどの話題を多く盛り込んでいます．

　今回，このような改訂を加えることができたのは，多職種チーム医療を10年間続けられたおかげであります．ともに患者を診てきた兵庫県立尼崎総合医療センターの医師，看護師，薬剤師，管理栄養士，心臓リハビリ室のスタッフ，ソーシャルワーカーのメンバーに感謝するとともに，多くの新しい取り組みを私に教えてくださった，全国のチーム医療を行っているメディカルスタッフの皆さんにも心より感謝いたします．患者さんとその家族が，心不全という難治性・進行性・致死性の病気と闘いながらも，よりよい人生を過ごされることを心より願います．

　2019年1月

兵庫県立尼崎総合医療センター循環器内科部長

佐藤　幸人

初版 序文

　心不全の治療法は過去20年以上に及ぶ多施設試験の結果を中心に，ACE阻害薬，β遮断薬の生命予後改善効果が示され，ガイドラインも整備されてきました．しかし目の前には，ガイドライン推奨の治療を行ってもうまくいかない患者が大勢います．生命予後は改善されても，その分入退院を繰り返し，患者は高齢化していきます．合併症も複雑になり，経済的，精神的にも患者とその家族は疲弊していきます．もう介入点はないのでしょうか？　実臨床は，そのような底の浅いものではありません．さまざまな病期の段階で，医師だけではなくさまざまな職種の介入による工夫の余地が必ずあるはずです．

　「心不全を診て心不全を理解する」ことができることはもちろんのこと，「心不全を診て社会を考える」ことができるようになるためには，心不全は難解な学問であるという固定概念を払拭し，チーム医療（多職種参加による全人的心不全治療）にかかわるそれぞれの職種の方が，自分なりの介入イメージを持つ必要があります．本書は，そのような考えのもと，心不全を多職種の皆さんと一緒に，社会的に考えたくて書きました．さあ，みんなで今後の社会を考えてみましょう．

　2011年9月

兵庫県立尼崎病院循環器内科部長
佐藤　幸人

心不全の基礎知識100 第2版

CONTENTS

Part.01 概念・病態

1. はじめに心不全の原因疾患と悪化因子，予後不良因子を理解する —— 2
2. 心不全の疫学データの注意点 —— 4
3. 心不全の評価項目に完璧なものは存在しない —— 6
4. 慢性心不全と急性心不全は連続した概念でとらえる —— 8
5. 右心不全と左心不全の関係 —— 10
6. 収縮機能障害と拡張機能障害の疫学 —— 12
7. 前負荷と後負荷と心拍出量の概念 —— 14
8. 心血管イベントの代理指標としての心筋リモデリング —— 16
9. 神経体液性因子説とは —— 18
10. 心不全悪化因子1　交感神経系 —— 20
11. 心不全悪化因子2　レニン-アンジオテンシン系 —— 22
12. レニン-アンジオテンシン系の下流であるアルドステロン —— 24
13. 心不全悪化因子3　バソプレシン —— 26
14. 心不全悪化因子4　炎症性サイトカイン —— 28
15. 心不全改善因子　ナトリウム利尿ペプチド —— 30

Part.02 診断

16. NYHA分類・AHA/ACCステージ分類と早期からの治療介入 —— 34
17. 簡単で大事な自覚症状　呼吸困難 —— 36
18. 簡単で大事な身体所見　体重変化 —— 38
19. 簡単な臨床所見で病態を把握する　Nohria/Stevenson分類 —— 40
20. 必須検査1　胸部X線 —— 42
21. 必須検査2　心電図 —— 44
22. 必須検査3　心不全での一般血液検査 —— 48
23. 必須検査4　バイオマーカー BNP，NT-proBNP —— 50
24. 必須検査5　心エコー —— 52

㉕ 急性心不全での必須検査　血液ガス——56
㉖ 日常臨床で使える腎機能の指標——58
㉗ 冠動脈CTの心不全患者への応用——60
㉘ 心臓カテーテル検査は心不全の原因，病態を知るうえで重要——62
㉙ 現在のSwan-Ganzカテーテル検査の意義——64
㉚ 心筋生検が必要な場合とは——66

Part.03 治療

㉛ 収縮能が低下した心不全治療のかなめ薬1　ACE阻害薬・ARB——70
㉜ 収縮能が低下した心不全治療のかなめ薬2　β遮断薬——72
㉝ 収縮能が低下した心不全治療の追加薬　抗アルドステロン薬（MRA）——74
㉞ ループ利尿薬は心不全治療薬の仕上げに使う——76
㉟ ループ利尿薬抵抗性の水分貯留にはバソプレシン受容体拮抗薬——78
㊱ 忘れられつつある薬剤ジギタリスの価値とは——80
㊲ 経口強心薬は重症心不全，末期心不全で考慮——82
㊳ 心筋梗塞後の心不全患者の必須薬1　アスピリン——84
㊴ 心筋梗塞後の心不全患者の必須薬2　スタチン——86
㊵ 心房細動合併時の抗凝固薬1　ワルファリン——88
㊶ 心房細動合併時の抗凝固薬2　直接作用型経口抗凝固薬（DOAC）——90
㊷ アミオダロンの突然死予防効果は期待しすぎない程度に——92
㊸ 不整脈のデバイス治療　心臓再同期療法と植込み型除細動器——94
㊹ 心房細動治療（薬物治療版）　リズムコントロールvsレートコントロール——96
㊺ 心房細動治療（非薬物治療版）　アブレーション——98
㊻ 拡張機能障害の治療は，心不全発症のリスクの段階からスタート——100
㊼ 心不全に多い腎不全の合併，心腎連関の介入点の検討——102
㊽ 慢性心不全に合併する貧血の治療は，補正のしすぎに注意——104
㊾ 合併する高血圧・脂質異常症・糖尿病はセットで考える——106
㊿ 睡眠時無呼吸に注意——108
51 チーム医療に期待の場　心臓リハビリテーション——110
52 弁膜症のカテーテル治療　TAVIとMitraClip——112

(53) 増加しつつある　植込み型非拍動式補助人工心臓── 114
(54) 増加しつつある　心臓移植の適応判定── 116
(55) 急性心不全の初期対応の目的は，救命と血行動態の安定── 118
(56) 点滴強心薬は，臓器低灌流時には速やかに使用する── 120
(57) PDE 阻害薬は血管拡張薬の次の一手── 122
(58) 硝酸薬は，古典的ではあるが有用な血管拡張薬── 124
(59) ナトリウム利尿ペプチド　わかっていること，わかっていないこと── 126
(60) 急性心不全における利尿と血液浄化── 128
(61) 急性心不全における呼吸管理── 130
(62) 急性心不全における補助循環装置── 132
(63) 知っておくべき救命処置── 135

Part.04
管理

(64) 肥満予防は小児期から── 140
(65) 心血管イベントを抑制する食事── 142
(66) 高血圧予防食は心不全発症も予防する　減塩・DASH 食── 144
(67) 脂肪酸：動物性の脂，魚の油，植物の油，マーガリンについて── 146
(68) 末期心不全では低栄養に注意── 148
(69) シンプルな低栄養の評価── 150
(70) 栄養付加の観点からの食事指導の実際── 152
(71) 水分と塩分指導の新たな注意点── 154
(72) 絶対!!　禁煙と禁酒── 156
(73) ワクチン接種のススメ　インフルエンザ・肺炎球菌ワクチン── 158
(74) 安全な入浴のための注意点── 160
(75) 安全な旅行のための注意点── 162
(76) 心不全患者における性的問題の考え方── 164
(77) 心不全患者における妊娠の考え方── 166

Part.05 医療システム

- ⑦⑧ 心不全チーム医療の歴史——170
- ⑦⑨ 患者自身のセルフチェックは，チーム医療の中心とすべき——172
- ⑧⓪ 心不全チーム医療のメンバー　多職種の役割——174
- ⑧① 心不全チーム医療の動線　超急性期から外来まで——176
- ⑧② ガイドライン推奨治療の遵守率チェックの必要性——178
- ⑧③ 心不全手帳の作成　患者教育——180
- ⑧④ 心不全手帳の作成　セルフモニタリング——182
- ⑧⑤ QOLの評価法——184
- ⑧⑥ 地域包括ケア構想　在宅診療へ向けて診療の連続性が重要——186
- ⑧⑦ 外来点滴の可能性——188
- ⑧⑧ 心不全における緩和ケア導入の歴史と厚生労働省の方向性——190
- ⑧⑨ 緩和ケアを行うことの前提条件　医療倫理など——192
- ⑨⓪ 意思決定支援とアドバンス・ケア・プランニング——194
- ⑨① 多職種で支える意味——196
- ⑨② がんの緩和ケアにおけるエビデンス——198
- ⑨③ 緩和ケアで使用する薬剤——200
- ⑨④ 人工呼吸器・透析などの差し控えの可能性——202

Part.06 心不全診療の今後

- ⑨⑤ 新薬：LCZ696とイバブラジン——206
- ⑨⑥ 遠隔モニタリングの意義——208
- ⑨⑦ 和温療法とエビデンス——210
- ⑨⑧ 今後の治療　再生医療——212
- ⑨⑨ 成人になった先天性心疾患・がん治療に伴う心不全——214
- ⑩⓪ チーム医療での臨床研究の意義について——216

索引——218

あとがき——222

Part.01 概念・病態

◎ 概念・疫学
1. 原因疾患・悪化因子・予後不良因子
2. 疫学
3. 評価項目

◎ 病態
4. 慢性心不全と急性心不全
5. 右心不全と左心不全
6. 収縮機能障害と拡張機能障害
7. 前負荷と後負荷と心拍出量
8. 心筋リモデリング
9. 神経体液性因子説

◎ 神経体液性因子
心不全悪化因子
10. 交感神経系
11. レニン-アンジオテンシン系
12. アルドステロン
13. バソプレシン
14. 炎症性サイトカイン

心不全改善因子
15. ナトリウム利尿ペプチド

はじめに心不全の原因疾患と悪化因子，予後不良因子を理解する

心不全とは，1) 心臓の収縮能力や拡張能力が低下するなどの原因により，2) 心臓の内圧が上昇，心拍出量が低下し，3) その結果，臓器うっ血や呼吸困難，運動能力の低下をきたす症候群です．心不全の自覚症状は特徴的なものはなく，息切れ（呼吸困難），動悸，むくみ（浮腫），体重増加，疲れやすい（倦怠感）などです（図1）．早期診断，早期治療が大変重要なのですが，その診断法については自覚症状，他覚症状と種々の検査を組み合わせることになります．なお，最近では一般向けにわかりやすく「心臓が悪いために，息切れやむくみが起こり，だんだん悪くなり，生命を縮める病気」という表現もあります（http://www.asas.or.jp/jhfs/pdf/topics20171101.pdf）．このいい方には，進行性かつ致死性の疾患であるという意味があり，将来の緩和ケアの可能性を想定したものです．

心不全は，ほとんどの心疾患の終末像ともいえます（図2）．1) 虚血性心疾患，心筋梗塞後，2) 高血圧，3) 拡張型心筋症，4) 弁膜症（特に加齢による大動脈弁狭窄症が増加），5) 不整脈（心房細動によるものが大半），6) 成人になった先天性心疾患などが，心不全の原因疾患の上位を占めますが，いずれも高齢化社会において増加しています．1) と 2) は生活習慣病を基盤にしているので，健診などの段階から介入すれば新規発症を抑制することも可能です（図3）．3) の拡張型心筋症の原因として遺伝子原因説，ウイルス感染説，自己抗体説などが提唱されていますが，個々の症例においては原因不明であることがほとんどです．拡張型心筋症の治療は，以前は心臓移植しかないと思われていた時代もありましたが，最近は「Part.03 治療」で後述する薬物療法，非薬物療法の進歩が著しく，短期予後は改善されてきています．

把握しておかなくてはならないのは，心不全の悪化因子と予後不良因子です．1) 内服中断，2) 通院中断，3) 塩分・水分過多，4) 過労（掃除，買い物，洗濯などの家事も含む），5) 感染症合併（特に呼吸器），6) 血圧上昇，7) 虚血の悪化，8) 不整脈の悪化などは臨床的によく遭遇する心不全の悪化因子であり，これらを契機として急激に状態が悪化して急性心不全となることがあります．また予後不良因子としては，腎不全，貧血などの併存症や社会的サポートがないこと，低栄養などが知られています．重要なことは，これらの悪化因子や予後不良因子は多くの場合チーム医療により介入できることです．本書はそのような視点で読んでいただけたらと思います．

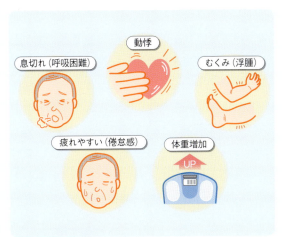

図1 心不全の症状
心不全の症状に特異的なものはない．

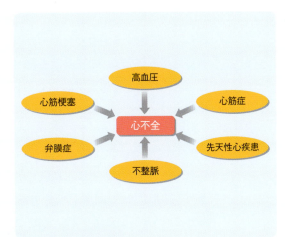

図2 心不全の原因疾患
心不全はあらゆる心疾患の終末像．

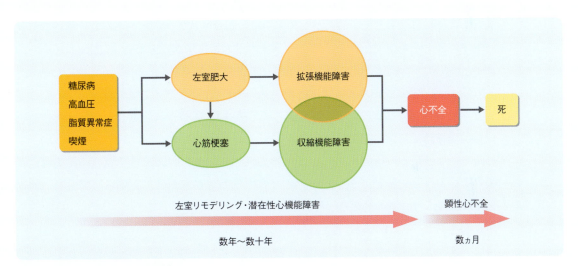

図3 リスクファクターから心不全へ
糖尿病，高血圧，脂質異常症などのリスクファクター，心肥大，心筋梗塞など心不全へ至るまでの介入点は多い．
(Vasan, RS et al: Arch Intern Med 1996; 156: 1789-1796 より引用改変)

POINT

 心不全の原因，悪化因子，予後不良因子を検討することにより，介入点がわかる

② 心不全の疫学データの注意点

　心不全は早期診断が困難で，無症状のときには心不全と認識されないこともあり，国としての正確なデータがないのが現状です．一方で，欧米の調査は同じ患者が何度でも登録される研究データであることが多く，必ずしも実臨床を反映した正確な疫学データとはいえません．米国では500万人の心不全患者が存在し，毎年約55万人の新規症例があるといわれています．

　日本では，以前より2,000〜3,000例規模の慢性心不全の疫学調査であるCHART（Circ J 2004; 68: 427-434）やJCARE-CARD（Circ J 2009; 73: 1442-1447）が報告されています．いずれも平均年齢は70歳前後と高齢であり，心不全患者の1年死亡率は7〜9％，1年心不全再入院率は15％前後と報告されています．高血圧は約30％，虚血は約30％，心房細動は約35％に合併しています．

　急性心不全は，心不全が代償しきれなくなって症状が急激に悪化し，呼吸困難を生じた状態ですが，慢性心不全とはまた違った疫学データが得られます．急性期には収縮期血圧，心拍数は上昇していることが多く，呼吸困難や末梢浮腫といった非代償性の症状が高率に認められます．また，急性心不全の日本の疫学調査であるATTEND（Am Heart J 2010; 159: 949-955）を欧米の急性心不全データであるADHERE（Am Heart J 2007; 153: 1021-1028）と比較すると，日本では入院期間の中央値が21日，欧米では4日と，国によってもかなり背景が異なることが判明しました（表1）．医療保険制度などの社会背景の違いが反映された結果と推測されます．

　最も新しい日本の調査KCHF study（ESC Heart Fail 2017; 4: 216-223）ではさらに高齢化が進んでおり，平均年齢は80歳を超え，約70％は独居または二人暮らしであり，約半数は要支援，要介護の状態といわれています．

　データ解釈の注意点として，研究に参加していない施設のデータは反映されていない点があります．また，施設ごとや地域ごと，あるいは国ごとに異なったデータが得られます．たとえば日本の疫学研究JCARE-GENERALでは，病院通院患者と開業医通院患者を比較したところ，病院通院患者のほうがやや若年であり，アンジオテンシン変換酵

---

footnote
CHART：Chronic Heart Failure Analysis and Registry in Tohoku District
JCARE-CARD：Japanese Cardiac Registry of Heart Failure in Cardiology
ATTEND：Acute Decompensated Heart Failure Syndromes
ADHERE：Acute Decompensated Heart Failure National Registry
KCHF：Kyoto Congestive Heart Failure
JCARE-GENERAL：Japanese Cardiac Registry of Heart Failure in General Practice

表1 日本と欧米の急性心不全レジストリーの比較

調査名		ATTEND（日本）	ADHERE（欧米）
年齢（平均±SD）		73±14歳	72±14歳
男性		59%	49%
合併症	高血圧	71%	74%
	糖尿病	34%	44%
	脳卒中・一過性脳虚血発作	12%	17%
	心房細動・心房粗動	40%	31%
	閉塞性肺疾患	9%	29%
原因	虚血	33%	57%
	高血圧	18%	N/A
入院時の状況	新規発症急性心不全	63%	24%
	起座呼吸	69%	34%
	末梢浮腫	68%	65%
	クレアチニン値（平均±SD）	1.4±1.5 mg/dL	1.8±1.6 mg/dL
	BNP（平均±SD or 中央値）	1,063±1,158 pg/mL	843 pg/mL
	心拍数（平均±SD or 中央値）	99±30拍/分	N/A
	収縮期血圧（平均±SD）	147±38 mmHg	144±33 mmHg
	収縮期血圧（中央値）	141 mmHg	N/A
	左室駆出率＜40%	57%	47%
予後	入院期間（中央値）	21日	4.3日
	入院期間（平均値）	31日	N/A
	院内死亡率	7.7%	3.8%

ATTEND（n=1,110），ADHERE（n=187,565），N/A：データなし
(Sato, N et al: Am Heart J 2010; 159: 949-955, Fonarow, GC et al: Am Heart J 2007; 153: 1021-1028 より引用)

素（ACE）阻害薬，アンジオテンシンⅡ受容体拮抗薬（ARB），β遮断薬などの心不全必須薬の処方率もよいことが報告されています（Circ J 2007; 71: 449-454）．したがって，実臨床の情報は，これらの断片的情報を自分の頭で再構築して推測することになります．

POINT

疫学データを読み解くには，社会背景，施設背景まで考える．慢性心不全のデータか，急性心不全のデータかなどにも注意する

3 心不全の評価項目に完璧なものは存在しない

　一般的に心不全の大規模試験の評価項目といえば，長期生存率を想像しがちです．これは心不全の多施設研究でACE阻害薬，β遮断薬は生存率を改善したが，強心薬では生命予後の改善が得られなかったという歴史的背景をもとに，「心不全の治療＝生存率改善＝ACE阻害薬またはARB，β遮断薬」「強心薬＝予後悪化＝悪者」といった図式が皆の頭の中に刷り込まれてしまったことによります．

　しかし，よく考えると物事は必ずしもそう単純でないことに気がつきます．特に，急性心不全の患者をイメージしてみてください．ショックに近い急性心不全の患者が入院した場合に，血管拡張薬を投与すればさらにショック状態に拍車がかかるわけで，救命のためには強心薬を点滴投与して昇圧を図らなければなりません．この場合の評価項目は長期生存ではなく，呼吸困難の改善と，血行動態の安定，救命率となるでしょう．急性心不全においては評価項目を短期（自覚症状改善，血行動態改善など），中期（入院日数，院内死亡率など），長期（生存率改善）と，急性心不全の病期ごとに分けて考える必要があります（Circ Heart Fail 2010; 3: 314-325）．薬剤により，短期評価項目はよい結果が得られても，長期評価項目はそうでない場合があるでしょうし，その逆もあるかもしれません．

　今度は，臓器について考えてみましょう．まず，腎臓と心臓の関係についてです．うっ血性肺水腫の患者に，症状をとるために利尿を図ると，肺うっ血は改善するがクレアチニン値は上昇するといった現象がよく観察されます．この治療法は，クレアチニン値が悪化したから失敗と考えるのでしょうか？　臨床的には肺うっ血を取り除き，呼吸困難が改善していれば短期治療は成功と考えます．急性心不全でもうひとつ例をあげると，肺動脈楔入圧はあまり低下しないのに，呼吸困難と胸部X線所見はそれなりに改善する症例をときどき経験します．この場合は，肺動脈楔入圧よりも，呼吸困難の改善を評価項目として退院させることになります．

　急性心不全を例にとると，評価項目はすべて一長一短であり，ある項目は改善するが，

表1　急性心不全の試験に用いられる評価項目

	評価項目	利点	欠点	必要症例数
客観的項目	死亡	最も客観的	多くの症例が必要 観察期間が長期 死亡は改善しないが，症状のみ改善する場合もある	1,000〜10,000
主観的項目	呼吸困難 Likertスケール	簡便 過去の多くの多施設試験で検討されている必須改善項目	標準化が困難	100〜1,000
代理評価項目	肺動脈楔入圧	客観的	短期の改善が長期予後の改善と相関しない	10〜100
	体重	非侵襲的	短期の改善が長期予後の改善と相関しない	10〜100
	BNP	客観的	短期の改善が長期予後の改善と相関しない	10〜100
	eGFR	客観的	腎機能の改善が長期予後の改善と相関するか不明	10〜100

急性心不全において完璧な評価項目は存在しない．
(Allen, LA et al: J Am Coll Cardiol 2009; 53: 2248-2258 より引用改変)

ある項目は改善しないといった乖離現象がみられることがあります（**表1**）．したがって，完璧な評価項目はないことを理解する必要があります．

POINT

心不全の評価項目を短期，中期，長期と分けて考え，どの段階を改善する治療かを理解する

4 慢性心不全と急性心不全は連続した概念でとらえる

古典的には心不全といえば慢性心不全を指し，病態研究も慢性心不全を中心に行われてきました．しかし，慢性心不全は急性心不全という急激な病態悪化を繰り返して悪化することから，現在では慢性心不全と急性心不全を連続した病態としてとらえるようになっています（図1）．そのため，国内外のガイドラインとも最近は慢性心不全と急性心不全をひとつのガイドラインとして扱っています．

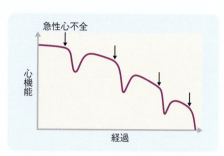

図1 慢性心不全と急性心不全の経過概念図
慢性心不全は急性心不全の状態を繰り返して徐々に病態が悪化する．
（Gheorghiade, M et al: Am J Cardiol 2005; 96: 11G-17G より引用）

心不全になると，交感神経系，レニン-アンジオテンシン-アルドステロン系は亢進します．これらの系の活性化は心筋を障害し，心不全患者では血中心筋トロポニン値が上昇します．高感度トロポニン測定系を用いて心筋障害を検出すると，慢性心不全でもトロポニン値が高いのですが，急性心不全になるとさらに高値になり，心筋障害が悪化することがわかりました（Circ Heart Fail 2010; 3: 44-50，図2a，b）．しかも，心負荷の指標であるBNPは急性心不全の治療経過中で改善するのですが，トロポニンは予後不良な症例では改善しないこともわかってきました（図2c，d）．心筋障害の観点から考えた慢性心不全と急性心不全の連鎖を図3に示します（Int J Cardiol 2008; 126: 171-176）．

このように急性心不全を生じると，症状が悪化するだけでなく，心筋障害が生じて心筋が一部不可逆的にダメージを受けると考えられています．したがって，1) 急性心不全を生じさせないこと，2) 急性心不全の状態になれば，ただちに血行動態の改善を図ることが，心筋障害を最小限に抑える方法と考えられます（Am J Cardiol 2005; 96: 11G-17G, J Am Coll Cardiol 2009; 53: 557-573, J Am Coll Cardiol 2010; 56: 1071-1078）．

01 概念・病態

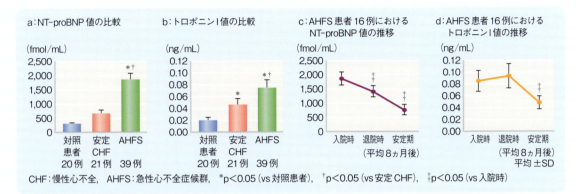

図2 急性心不全患者のNT-proBNPと高感度トロポニンの変化
慢性心不全では心筋障害の指標であるトロポニンは健常者より高値であるが，急性心不全ではさらに高値を示す．また，NT-proBNPは急性心不全の治療により減少するが，トロポニンは退院時には低下していない患者が多い．
(Biolo, A et al: Circ Heart Fail 2010; 3: 44-50 より引用)

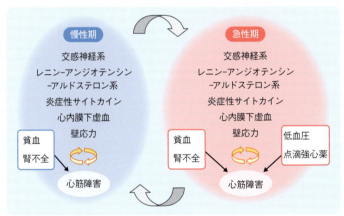

図3 心筋障害の観点よりみた，慢性心不全と急性心不全の悪循環
慢性心不全では交感神経系，レニン–アンジオテンシン–アルドステロン系，炎症性サイトカイン，心内膜下虚血，壁応力が増大しており，さらに合併する貧血，腎不全が心筋障害を生じる．急性心不全ではこれらの系は増大し，さらなる心筋障害を生じるが，そこへ低灌流状態とそれに伴う点滴強心薬の使用がいっそう心筋障害を悪化させる．
(Sato, Y et al: Int J Cardiol 2008; 126: 171-176 より引用改変)

POINT

 心筋保護のためには，1）心不全悪化による入院を回避し，2）急性心不全を生じた場合は，ただちに血行動態を改善させることが重要である

5　右心不全と左心不全の関係

心臓は**図1**のように，右房・右室からなる右心系と，左房・左室からなる左心系があります．心不全には，左室のポンプ機能が悪化した左心不全に対し，右室のポンプ機能が悪化した右心不全という概念があります．左室からは全身へ血流が送られ，右室からは肺へ血流が送られます．左室はラグビーボールのような形をしており，100〜200 mmHg 近い収縮期圧がかかるのに対し，右室は三角錐のような形をしており，50 mmHg 前後（ときには 100 mmHg 前後）までの圧がかかります．

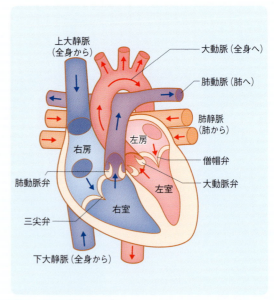

図1　心臓の構造

　右室のポンプ機能が低下して右心からの拍出量が低下してくると，全身の心拍出量も低下し，低血圧になります．典型的な急性右心不全には，急性心筋梗塞である右室梗塞があります．この場合の注意点として，後負荷を軽減しようと血管拡張療法を行うと，静脈系拡張作用により前負荷が減少する結果，ショックに陥ることがあります．その一方で，低心拍出量を是正しようと補液を行うと，今度は左心不全への悪影響が現れます．このため薬剤治療に難渋することが多い病態です．

　このような右室の心筋梗塞に代表される心筋そのものの機能が低下した右心不全以外に，肺動脈狭窄や肺高血圧症などの圧負荷，心房中隔欠損などの容量負荷，心タンポナーデなどによる拡張障害による右心不全もあり，個々に病態，治療法は異なります．

　しかし，実臨床ではこのような右心系自体に問題がある右心不全よりも，左心不全が発

---

footnote　ESCAPE：Evaluation Study of Congestive Heart Failure and Pulmonary Artery Catheterization Effectiveness

端で，徐々に右心不全症状が合併するという，左心不全症状と右心不全症状が混在した状態であることが大半です．**表1**にESCAPEからのデータを示します．表の中で，頸静脈圧，肝腫大，腹水，末梢浮腫は右心不全の症状で，起座呼吸は左心不全の症状です．一方，肺動脈楔入圧＞22 mmHgの上昇は，近似的には左室拡張末期圧の上昇を意味し，左心不全の症状です．

　右心不全症状が強くなるにつれても，左心不全症状が強くなるにつれても肺動脈楔入圧が上昇する頻度が高くなっている傾向がわかります．つまり，一般的な重症心不全では，右心不全と左心不全は両方とも並行して悪化していることを意味しています．一般に右心不全症状が前面に強く出るようになった左心不全は収縮期血圧が低く，血管拡張薬の効果が認められにくくなり，点滴強心薬が必要となってきます．また，重症心不全において右心不全の合併は独立した予後規定因子であることが示されています．

表1　心不全患者にみられる臨床症状と肺動脈楔入圧＞22 mmHgを示す頻度の関連

病歴と身体所見		症例数	肺動脈楔入圧＞22 mmHgの症例数（％）
頸静脈圧	＜8	18	28
	8〜12	67	54
	13〜16	62	71
	＞16	39	82
ラ音	なし	96	63
	＜1/3	70	61
	1/3〜2/3	26	69
S3音	なし	69	67
	あり	123	61
肝腫大	なし	86	61
	2〜4指	82	61
	＞4指	23	78
肝頸静脈逆流	なし	39	51
	あり	147	65
腹水	なし	128	56
	微量	33	73
	中等度	29	86
	大量	2	0
末梢浮腫	0	64	55
	1＋	55	67
	2＋	47	66
	3＋	20	75
	4＋	6	50
起座呼吸	1つの枕のみ必要	18	50
	1つの枕で起座呼吸	17	47
	常に2つの枕が必要	82	71
	常に3つの枕が必要	48	56
	常に4つの枕が必要	27	70
胃腸症状	なし	78	64
	ときどき	82	63
	常に	32	59
倦怠感	安静時	125	60
	労作時	176	63
	日常労作時	185	64
	上記の3つすべて	121	61
呼吸困難	安静時	113	60
	室内歩行	167	62
	1ブロック歩行	185	63
	上記の3つすべて	109	60

（Drazner, MH et al: Circ Heart Fail 2008; 1: 170-177 より引用改変）

POINT

右心不全といっても原因が多く，右心の問題が発端である右心不全と，左心不全が発端である右心不全の2種類があることに注意する

6 収縮機能障害と拡張機能障害の疫学

　従来，心不全は心臓の収縮力が低下して生じると考えられていたのですが，心不全症状をきたした患者の収縮能を心エコーなどで評価すると，収縮能は保持されている心不全患者が半数近く存在することがわかってきました．心臓は収縮とすばやい拡張を繰り返すことでポンプ機能を果たすわけですが，すばやく拡張できないとポンプとしての機能が低下して心不全症状を生じます．心臓は努力して収縮するけれども，拡張時も努力しなければならないわけです．心臓が弱ってくると，まず拡張能力（拡張能）が低下した後に，収縮能力（収縮能）が低下すると考えられています．実臨床においては拡張能力の指標を測定することが困難であるために，「収縮能が保持された心不全」を近似的に「拡張機能障害心不全」と考えています．

　収縮能が保持された心不全患者では，収縮能が低下した心不全患者と比較すると，高齢の女性で高血圧の合併が多くみられます．心肥大を生じると，間質の線維化が生じて左室が硬くなるために，いっそう拡張機能障害（拡張不全）が生じます．収縮能が低下した患者と保持された患者を比較すると予後はどちらも悪いのですが，収縮能が保持された心不全患者のほうが，収縮能が低下した患者よりもやや予後がよい傾向のグラフが得られます（N Engl J Med 2006; 355: 251-259，**図 1**）．また，収縮機能障害（収縮不全）の治療法は ACE 阻害薬，ARB，β遮断薬を中心に予後改善効果が確認されていますが，収縮能が保持された心不全患者に対する（拡張機能障害に対する）有効な薬剤は証明されていません（㊻参照）．理由としては，併存症が多い，高齢すぎるなども考えられています．このため，経年的に予後を調べると，収縮能が低下した心不全患者では予後が改善してきていますが，収縮能が保持された心不全患者では予後は改善していません（N Engl J Med 2006; 355: 251-259，**図 2**）．

　なお，従来より収縮能が低下した心不全を HFrEF，収縮能が保たれた心不全を HFpEF という言い方をしていましたが，最近になって収縮能が軽度低下した心不全（HFmrEF）という分類概念も出てきており，今後の発展が注目されます．

---

footnote　HFrEF：heart failure with reduced ejection fraction
　　　　　HFpEF：heart failure with preserved ejection fraction
　　　　　HFmrEF：heart failure with mid-range ejection fraction

01
概念・病態

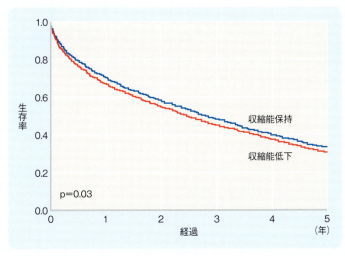

図1 収縮能が保持された心不全患者と低下した心不全患者の予後比較
収縮能が保持された心不全患者の予後は，収縮能が低下した心不全患者と同程度に悪い．
(Owan, TE et al: N Engl J Med 2006; 355: 251-259 より引用)

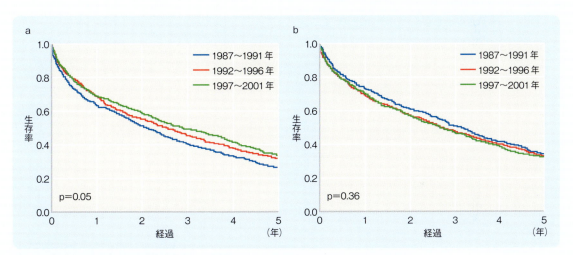

図2 収縮能が低下した心不全患者（a）と，保持された心不全患者（b）の予後の経年変化
収縮能が低下した心不全患者では予後は改善してきているが，収縮能が保持された心不全患者では予後の改善は認められない．
(Owan, TE et al: N Engl J Med 2006; 355: 251-259 より引用)

POINT

収縮能が保持された心不全（拡張機能障害心不全）は，心不全患者の半数近くに認められるが，現在のところ有効な薬剤はない．リスクの段階である高血圧からの心不全発症予防が重要である

13

7 前負荷と後負荷と心拍出量の概念

　前負荷，後負荷，心臓のポンプ力が心拍出量を決定しますが，その関係は図1のように，「前負荷」を「水の量と圧」，「心臓の力」を「ポンプを押す力」，「後負荷」を「出口の抵抗」とイメージするとわかりやすいです．学問的には前負荷，後負荷の指標は種々検討されていますが，臨床的な近似指標として，Swan-Ganzカテーテルから求めた右房圧や肺動脈楔入圧が前負荷の指標，体血管抵抗が後負荷の指標として使用されます（表1，2，㉙参照）．

　心不全のように心臓のポンプ機能が弱った状態では代償機転が働き，前負荷を上昇させて，心拍出量を維持しようとしたり，後負荷を上昇させて血圧を維持しようとします．しかし，いったんその代償機転が破綻すると，今度は前負荷，後負荷の上昇が心臓のポンプ機能にさらなる悪影響を及ぼすようになるので，前負荷，後負荷を軽減させる血管拡張薬や利尿薬の投与が必要となります．また，ポンプ機能を強めるために，一時的に強心薬が必要なこともあります．

　これらの概念が部分的にオーバーラップするものとして，Swan-Ganzカテーテルから得られた心拍出量と肺動脈楔入圧によって患者を4分割するForrester分類があります（図2）．もともと心筋梗塞後の患者の分類ですが，図1のように前負荷，後負荷，ポンプ機能が心拍出量を決定することを理解しておくと，Ⅰ～Ⅳ群における治療のイメージ（図2の青字）がわかりやすいと思います．

01 概念・病態

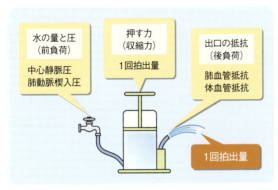

図1 心拍出量の決定因子

表1 前負荷の評価

Swan-Ganzカテーテルで測定する前負荷の評価	
右心系	左心系
右房圧（≒中心静脈圧）	肺動脈楔入圧

前負荷：心室拡張終期における心筋線維の伸長度≒心室拡張終期（収縮直前）に心室に入っている血液の量や圧で表される．

表2 後負荷の算出

$$体血管抵抗（dynes・秒/cm^5）= \frac{平均動脈圧 - 右房圧}{心拍出量} \times 80$$

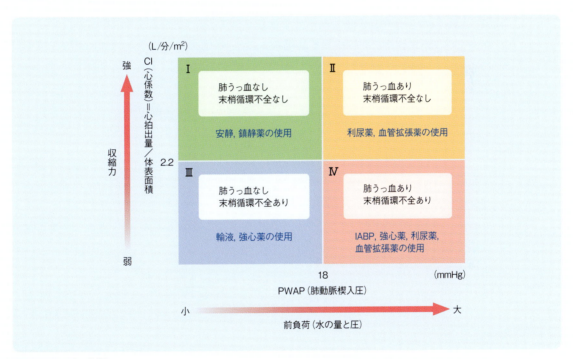

図2 Forrester分類

POINT

前負荷，後負荷，心拍出量はポンプのイメージで理解する

心血管イベントの代理指標としての心筋リモデリング

　慢性心不全においては病態が進行するにつれ，心拡大と収縮能の低下が徐々に進行することが知られています（Circulation 2005; 111: 2837-2849，**図1**）．心筋梗塞後でも同様の現象が観察されますが，この場合，心筋が壊死した梗塞部は線維化し，非梗塞部が進行性に拡大します（J Am Coll Cardiol 2000; 35: 569-582，**図2**）．心筋が細胞レベルから肥大・変性し，組織的には線維化を伴って，心拡大と心収縮力が低下する現象を心筋リモデリングと呼び，予後不良因子です．実臨床で簡単に把握するには，心エコー所見で収縮能の悪化と心拡大の進行が同時に認められればよいと思います．

　慢性心不全の臨床試験において，最終的に評価されるのは心血管イベントの抑制ですが，検証するためには長い年数と多数の症例が必要です．代理指標（サロゲートマーカー）は，「その指標が改善すれば，予後も改善する」ということが証明された場合，心血管イベントの代理として結果を評価することが可能な指標のことです．代理指標を用いると，比較的短い観察期間と少人数での検討が可能となります．心筋リモデリングの改善，つまり心拡大と収縮能が改善することは，心不全のすべての病態が長期に改善しない限り認められないと考えられており，ほぼ完璧な代理指標です（J Am Coll Cardiol 2002; 39: 1414-1421，Am J Cardiol 2005; 96: 867-871）．

　心筋リモデリングが進行する機序としては血行動態的心負荷，交感神経系とレニン－アンジオテンシン－アルドステロン系，炎症性サイトカインの亢進が考えられています（J Am Coll Cardiol 2000; 35: 569-582）．抗心筋リモデリング効果はACE阻害薬，β遮断薬を中心に報告されていますが，従来はACE阻害薬に上乗せしたβ遮断薬の効果について主に検討されてきました（Am J Cardiol 2005; 96: 10L-18L）．また，ARBや抗アルドステロン薬（Am J Cardiol 2005; 96: 10L-18L，Am J Cardiol 2005; 96: 867-871，J Am Coll Cardiol 2007; 50: 591-596），心臓再同期療法（CRT）（Circulation 2005; 112: 1580-1586）などの抗心筋リモデリング効果も報告されています．

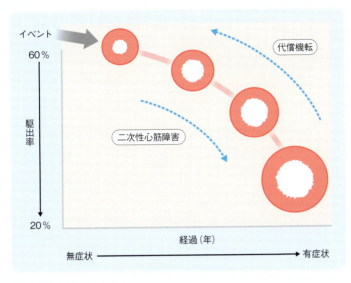

図1 心筋リモデリング概念図
心臓に心不全を惹起するイベントが生じると，代償機転として交感神経系，レニン－アンジオテンシン－アルドステロン系が活性化する．最初はこれらの代償機転により患者は無症状であるが，年単位でこれらの系が活性化すると細胞レベルの心筋障害から心筋リモデリングが生じ，非代償性の心不全状態となって症状も生じてくる．
(Mann, DL et al: Circulation 2005; 111: 2837-2849 より引用)

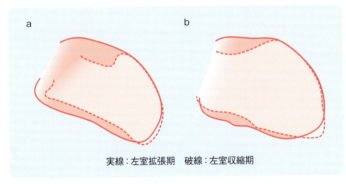

図2 心筋梗塞後心筋リモデリング概念図
心筋梗塞後早期では梗塞部のみ無収縮であるが（a），長期にリモデリングを生じると，全体に心臓がボール型に拡大し，非梗塞部まで収縮能が低下してくる（b）．
(Cohn, JN et al: J Am Coll Cardiol 2000; 35: 569-582 より引用)

POINT

心筋リモデリングを改善する治療が長期予後を改善する

9 神経体液性因子説とは

慢性心不全の治療では，強心薬は心臓に鞭打つために生命予後を悪化させ，ACE 阻害薬，ARB や β 遮断薬は心臓を休ませて生命予後を改善させると考えられています（**図 1**）．これらはいずれも大規模試験の結果を踏まえてそう判断されたわけですが，ACE 阻害薬，ARB，抗アルドステロン薬はレニン - アンジオテンシン - アルドステロン系を抑制し，β 遮断薬は交感神経系を抑制します．そこで，心不全で活性化しているレニン - アンジオテンシン - アルドステロン系と交感神経系は悪役の 2 大スターであるという図式ができあがったわけです．一方で，正義役としてはナトリウム利尿ペプチドである ANP，BNP があり，悪役とバランスをとっていると仮定されています（**図 2**）．

実際に，心不全患者で血中濃度を測ってみますと，悪役のレニン，アンジオテンシンは増加しており，交感神経系の活性を示すノルエピネフリン（ノルアドレナリン）も増加しています．これらの数字が大きいほど予後不良です．同じく，正義役の ANP，BNP も心不全が悪化すると数値が上昇し，数字が大きいほど予後不良です．これは，心筋障害因子と拮抗するべく，心筋保護因子も重症心不全では活性化していることを示します．**図 3** には代表としてノルエピネフリンと予後の関係図を示しますが，同じような図がいずれの指標でも得られます（N Engl J Med 1984; 311: 819-823）．

ナトリウム利尿ペプチドでは，心不全の診断，予後予測能が高いことから血中 ANP，BNP 濃度をバイオマーカーとして用いたり（ただし，現在はほとんど BNP，NT-proBNP がバイオマーカーとして使用されており，ANP の使用頻度は減っている．㉓参照），治療薬として，ANP はカルペリチドとして急性心不全に用いられています（(59)参照）．

しかし，これらの説はあくまでも現在の仮説であり，大規模試験結果などとよく合致するために頻用されていますが，本当に本質的に正しいかどうかは後世にならないとわかりません．科学の世界では新しい大局的な系が発見されると，体系自体がガラリと変わることはよくあることです．

footnote ANP : atrial natriuretic peptide，A 型（心房性）ナトリウム利尿ペプチド
BNP : brain natriuretic peptide，B 型（脳性）ナトリウム利尿ペプチド

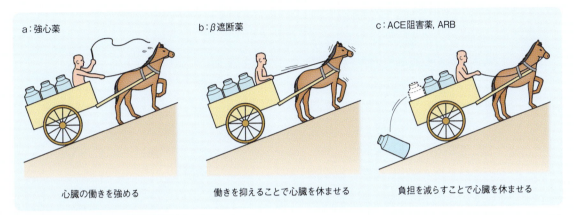

図1　慢性心不全治療概念の変遷
強心薬は心臓に鞭打つために予後を悪化させ（a），β遮断薬（b），ACE阻害薬，ARB（c）は心臓を休ませて予後を改善させると考えられている．
(Katz, AM: Am J Cardiol 1988; 62: 3A-8A より引用改変)

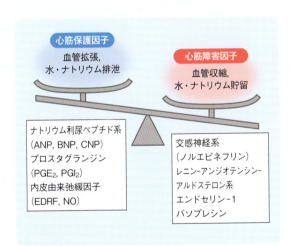

図2　慢性心不全に関与する神経体液性因子

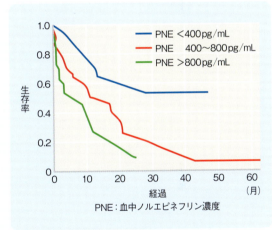

図3　血中ノルエピネフリン濃度と予後の関係
血中ノルエピネフリン濃度が高いほど，生命予後が悪い．
(Cohn, JN et al: N Engl J Med 1984; 311: 819-823 より引用)

POINT

神経体液性因子説は現在，心不全の病態を最もきれいに説明できる説であるが，本質的で恒久的かどうかは後世にならないとわからない

10 心不全悪化因子 1
交感神経系

⑨で前述したように交感神経系の活性は心不全において悪役とされますが，もともと交感神経系は心臓の収縮力を増大し，弱った心臓の代償機転として活性化すると考えられています（図1a）．しかし，その過剰な持続的活性化が今度は心不全の悪化を加速するわけです．β遮断薬を心不全に投与すると生存率が改善するのは，交感神経系を抑制するからだと考えられています．

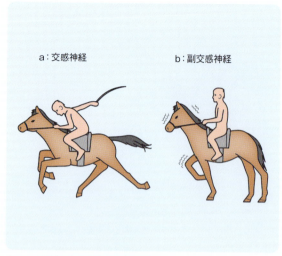

図1　交感神経系と心臓の働き
交感神経は鞭，副交換神経は手綱．

生体では，1）大動脈弓部，頸動脈洞の高圧系圧受容体により動脈系圧がモニターされ，2）心肺の低圧系圧受容体により循環血液量がモニターされています．心不全では圧受容体の交感神経抑制が低下し，化学受容体，骨格筋代謝受容体は交感神経を刺激し，刺激中枢からの交感神経系の活動が強くなります（図2左半分）．その結果，交感神経からのノルエピネフリン（ノルアドレナリン）分泌が増加し，神経末端からの再取り込みが減少し，血液中にノルエピネフリンがあふれ出ます．副交感神経は反対に活動が低下します．

心不全患者においては前項⑨で述べたように，血中ノルエピネフリン濃度は予後悪化因子です．ノルエピネフリンが放出される結果，心臓の心拍数，収縮力は増大するのですが，その一方で，1）心臓に直接，心筋障害，心肥大，不整脈をきたし，2）腎臓ではレニン分泌が亢進し（レニン‐アンジオテンシン‐アルドステロン系が活性化），3）末梢血管が収縮して血管抵抗が増加します（図2右半分）．

01
概念・病態

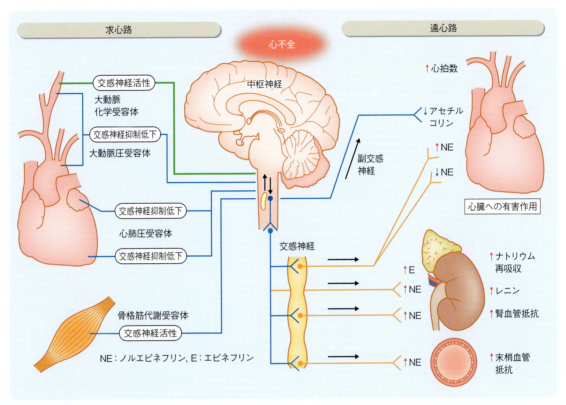

図2 心不全と交感神経系概念図
(Libby, P et al (ed): Braunwald's Heart disease. Saunders/Elsevier, 2008, p543, Fig22-2 より引用改変)

POINT

交感神経系の活性は心不全の代償機転であるが，過剰な活性化は予後を悪化させる

21

11 心不全悪化因子 2
レニン-アンジオテンシン系

　レニン-アンジオテンシン系（RAS）の活性も心不全において悪役とされますが，もともとは体液量を増加させて，心不全による低心拍出量を補おうとする代償機転と考えられています．しかし，その過剰な持続的活性化が今度は心不全の悪化を加速するわけです．ACE 阻害薬や ARB を心不全患者に投与すると生存率が改善するのは，レニン-アンジオテンシン系を抑制するからだと考えられています．

　レニン-アンジオテンシン系には循環中の系と，組織での系が独立して存在します．循環中の系として，肝臓で産生されたアンジオテンシノーゲンは腎臓より産生されたレニンによって，アンジオテンシン I に，さらに内皮細胞表面の ACE によって活性を有するアンジオテンシン II になり，アンジオテンシン II は副腎皮質からアルドステロンの産生を促します（図 1）．一方，心臓組織の局所でもアンジオテンシノーゲン，レニン，ACE，アンジオテンシン II の存在が確認され，組織では ACE だけでなく，キマーゼによってもアンジオテンシン I からアンジオテンシン II が産生されることが知られています．

　アンジオテンシン II の受容体には AT_1，AT_2 の 2 種類があり，AT_1 受容体を介して血圧上昇，血管収縮，血管平滑筋増殖，心肥大，心筋線維化，アルドステロンやカテコラミン分泌など，心不全を悪化させる機序が生じます．ACE 阻害薬，ARB（㉛参照），抗アルドステロン薬（㉝参照）は，それぞれ作用点は異なりますが，いずれもレニン-アンジオテンシン系の上流，下流を抑制する薬剤です（図 2）．

---

footnote
RAS：renin-angiotensin system，レニン-アンジオテンシン系
ACE 阻害薬：angiotensin converting enzyme inhibitor，アンジオテンシン変換酵素阻害薬
ACE：angiotensin converting enzyme，アンジオテンシン変換酵素
ARB：angiotensin II receptor blocker，アンジオテンシン II 受容体拮抗薬

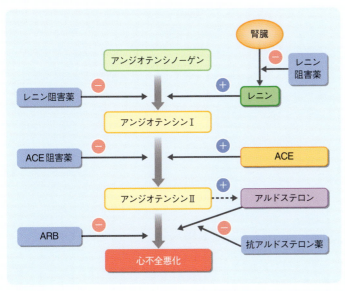

図1 循環中のレニン-アンジオテンシン系概念図
肝臓で産生されたアンジオテンシノーゲンが腎臓より産生されたレニンによって，アンジオテンシンIに，さらに内皮細胞表面のACEによって活性を有するアンジオテンシンIIになり，アンジオテンシンIIは副腎皮質からアルドステロンの産生を促す．
（Weber, KT: N Engl J Med 2001; 345: 1689-1697より引用）

図2 レニン-アンジオテンシン系の阻害薬
レニン阻害薬，ACE阻害薬，ARB，抗アルドステロン薬は作用点は異なるが，レニン-アンジオテンシン系の上流，下流を抑制する．
（Duprez, DA: J Hypertens 2006; 24: 983-991より引用）

POINT

レニン-アンジオテンシン系は心不全の代償機転であるが，過剰な活性化は予後を悪化させる

12 レニン-アンジオテンシン系の下流であるアルドステロン

　アルドステロンは，アンジオテンシンⅡの刺激により副腎皮質から分泌される循環中の古典的アルドステロン（N Engl J Med 2001; 345: 1689-1697）のほかに，心臓局所に存在する組織内アルドステロンも重要と考えられています．アルドステロンは，もともと人類が塩分をあまり摂取していなかった時代にはナトリウムを貯蔵するうえで重要でした．しかし，心不全になってレニン-アンジオテンシン系が活性化され始めると，その下流にあるアルドステロンの有害作用が働き始め，心臓の線維化や心肥大を促進する因子となったと思われます（Cardiovasc Res 2004; 61: 663-670，**図1**）．

　心不全患者に対するACE阻害薬やARBの投与では，血中アルドステロン値が一度は抑制されても，時間経過とともに再上昇するアルドステロンブレイクスルー現象またはエスケープ現象が認められます（Circulation 2003; 108: 1306-1309，**図2**）．また，心不全患者において血中アルドステロン高値は予後不良であることが示されています（Circulation 2007; 115: 1754-1761，**図3**）．

　抗アルドステロン薬を心不全患者に投与した場合の効果としては，生存率の改善以外に突然死の減少，心筋線維化指標の減少（Circulation 2000; 102: 2700-2706），抗心筋リモデリング作用（⑧参照）なども報告されていますが，いずれも**図1**のようなアルドステロンの有害作用をブロックした結果と考えられています．

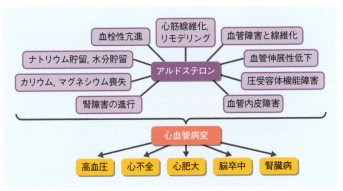

図1 アルドステロンの有害作用

(Struthers, AD et al: Cardiovasc Res 2004; 61: 663-670 より引用)

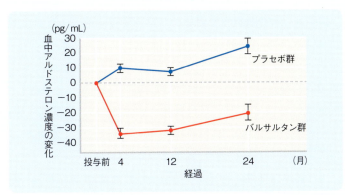

図2 ARB投与後の血中アルドステロン濃度の変化

心不全患者にARBバルサルタンを投与したところ，一度血中アルドステロン濃度は低下したが徐々に上昇した．

(Cohn, JN et al: Circulation 2003; 108: 1306-1309 より引用)

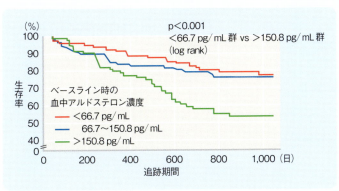

図3 心不全における血中アルドステロン濃度と生存率の関係

心不全患者において，血中アルドステロン濃度が高いほど予後不良である．

(Güder, G et al: Circulation 2007; 115: 1754-1761 より引用)

POINT

アルドステロンは，血中，組織にそれぞれ存在しており，心不全悪化に関与する

13　心不全悪化因子 3　バソプレシン

　従来，心不全の悪化因子として交感神経系，レニン - アンジオテンシン - アルドステロン系の活性化が重要視されていますが，最近薬剤が開発されて注目されているのがバソプレシンです（㉟参照）．この系も交感神経系，レニン - アンジオテンシン - アルドステロン系と同じく，最初は心不全の低心拍出量に対して，前負荷，後負荷を増大する代償機転として働くのですが，その持続的活性化が心不全をさらに悪化すると考えられています（Am J Cardiol 2005; 95: 8B-13B，**図 1**）．

　バソプレシンは視床下部において合成後，下垂体後葉に貯蔵され，分泌刺激に応じて血液中へ放出されます．刺激には，1）視床下部にある血漿浸透圧受容体での血漿浸透圧上昇感知，2）大動脈弓圧受容体，頸動脈洞圧受容体，左室圧受容体での血液量低下感知が考えられています．

　バソプレシン受容体である V_{1a} 受容体は血管，平滑筋，血小板，心筋などに分布し，血管収縮，血小板凝集，心筋肥大を促進，V_2 受容体は腎集合管に分布し，抗利尿作用を示します．

　心不全では，血中バソプレシン濃度は上昇しており（Circulation 1990; 82: 1724-1729，**図 2**），心不全による水分貯留を助長すると思われます．また，心不全患者にバソプレシンを投与すると，平均動脈圧と全身血管抵抗が上昇，心拍出量，1 回心拍出量が低下し，さらに心不全を悪化させる方向に働くことが報告されています（J Am Coll Cardiol 1986; 8: 779-783）．

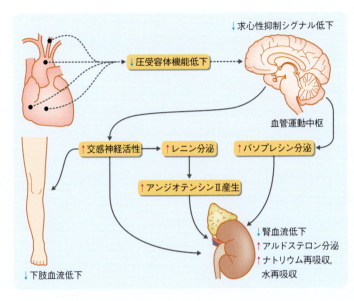

図1 バソプレシンの分泌と交感神経系,レニン-アンジオテンシン-アルドステロン系との関係

心不全の代償機転として交感神経系,レニン-アンジオテンシン-アルドステロン系だけでなく,バソプレシン分泌も同時に亢進する.
(Chatterjee, K et al: Am J Cardiol 2005; 95: 8B-13Bより引用)

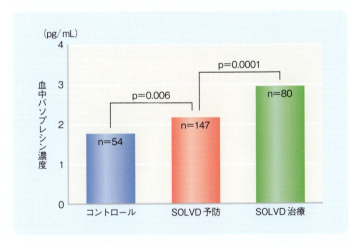

図2 心不全患者における血中バソプレシン濃度

SOLVD(Studies of Left Ventricular Dysfunction)治療,SOLVD予防における血中バソプレシン濃度は,コントロール(心血管病変のないサンプル)と比較して高値であった.また,SOLVD治療の心不全患者のほうが,SOLVD予防より左室駆出率が低い患者であったが,バソプレシン濃度も高値であった.
(Francis, GS et al: Circulation 1990; 82: 1724-1729より引用)

POINT

心不全の代償機転としてバソプレシンは亢進するが,過剰な活性により心不全は悪化する

14 心不全悪化因子 4 炎症性サイトカイン

　心不全において炎症性サイトカインの亢進は，レニン−アンジオテンシン−アルドステロン系の亢進，交感神経系の亢進とともに慢性心不全の病態の主軸をなすと考えられています（Heart 2004; 90: 464-470）．

　歴史的には慢性心不全患者の血中で腫瘍壊死因子（TNF）-αが上昇しており，心臓悪液質と関連があることが報告され，1990年代に注目を集めるようになりました（N Engl J Med 1990; 323: 236-241）．TNF-α以外に報告の多い炎症性サイトカインとしてインターロイキン（IL）-6があります．IL-6は肝臓に働いてC反応性蛋白（CRP）を誘導しますが，心不全患者ではCRPも増加しています．実験的には，TNF-αは陰性変力作用を有し，左室機能不全，左室リモデリング，心筋アポトーシスに関与し，IL-6は心筋細胞肥大に関与します（Circ Res 2002; 91: 988-998）．以来，心不全患者では血中TNF-α，IL-6，CRP濃度が重症例で増加しており，予後と相関することが多くの報告により確認されています（Circulation 2001; 103: 2055-2059, J Am Coll Cardiol 1998; 31: 391-398, Circulation 2005; 112: 1428-1434，図1〜3）．

　しかし，臨床的には，バイオマーカーとして用いるには臓器特異性がなく，治療効果との連動も不明であり，そのカットオフ値の設定も困難です．また，抗サイトカイン療法も臨床応用されていないため，現状の実臨床では交感神経系やレニン−アンジオテンシン−アルドステロン系，バソプレシン，ナトリウム利尿ペプチドなどの理解のほうが重要です．

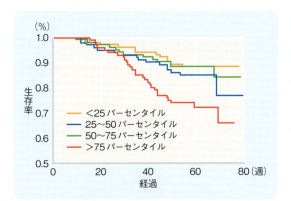

図1 心不全患者における血中TNF-αと予後
血中TNF-αが高値であるほど予後不良であった．
（Deswal, A et al: Circulation 2001; 103: 2055-2059 より引用）

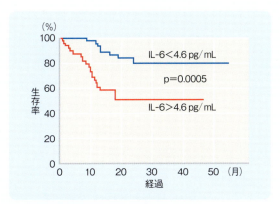

図2 心不全患者における血中IL-6と予後
血中IL-6が高値であるほど予後不良であった．
（Tsutamoto, T et al: J Am Coll Cardiol 1998; 31: 391-398 より引用）

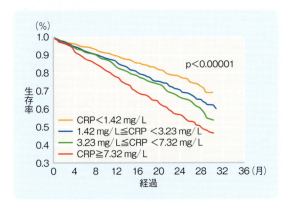

図3 心不全患者における血中CRPと予後
血中CRPが高値であるほど予後不良であった．
（Anand, IS et al: Circulation 2005; 112: 1428-1434 より引用）

POINT

心不全における炎症性サイトカインの悪影響はよく知られているが，臨床的応用法は今後の検討課題である

15 心不全改善因子 ナトリウム利尿ペプチド

ナトリウム利尿ペプチドファミリーはわが国の松尾，寒川らによって発見されたペプチドホルモンで，1984年に発見されたA型（心房性）ナトリウム利尿ペプチド（ANP）と，1988，1990年に同定されたB型（脳性）ナトリウム利尿ペプチド（BNP），C型ナトリウム利尿ペプチド（CNP）の3種類からなります．ANPは心房壁の伸展や血管内容量の上昇によって心房の細胞から分泌され，BNPは主に心室への容量負荷により心室の細胞から分泌されます．このことを応用して，BNPは心不全患者の診断や予後推定の補助として用いられています（**図1，2**，㉓参照）．

ナトリウム利尿ペプチド系には細胞内情報伝達にかかわる2つの受容体（NPR-A，NPR-B）と，ひとつのクリアランス受容体（C受容体；NPR-C）があります．これらの受容体は主として血管平滑筋，心筋，腎尿細管上皮細胞に存在し，ANP，BNPの作用はNPR-Aを介して細胞内cGMPを上昇させることにより発揮されます．またANP，BNPの血中からのクリアランスは，NPR-Cを介して行われるほか，腎近位尿細管，血管内皮にも認められる中性エンドペプチダーゼで分解を受けます（**図3**）．

ANPとBNPはともに血管拡張作用，利尿作用を持つペプチドですが，交感神経系，レニン-アンジオテンシン-アルドステロン系に拮抗する作用を有し，心臓，腎臓，血管に直接作用します（**表1**）．特に心血管への作用として，ANP，BNPともに血管拡張作用，肺動脈楔入圧低下作用があるために，日本では遺伝子組み換えANP製剤であるカルペリチドが急性心不全の薬剤として使用されています（(59)参照）

footnote
ANP：atrial natriuretic peptide
BNP：brain natriuretic peptide
CNP：C-type natriuretic peptide
NPR：natriuretic peptide receptor
cGMP：cyclic guanosis monophosphate

01
概念・病態

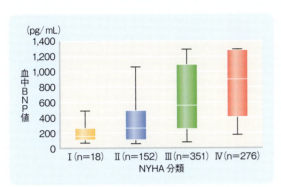

図1　NYHA分類と血中BNP値
心不全の状態，NYHA分類が悪化すると血中BNP値も上昇する．
(Maisel, AS et al: N Engl J Med 2002; 347: 161-167 より引用)

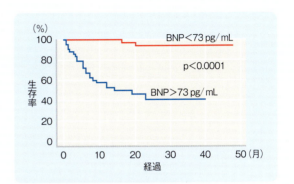

図2　心不全における血中BNP値と予後
血中BNPが高値の心不全患者の予後は不良であった．
(Tsutamoto, T et al: Circulation 1997; 96: 509-516 より引用)

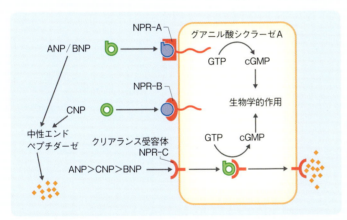

図3　ANP, BNPの受容体とクリアランス
ANP，BNPの作用はNPR-Aを介して細胞内cGMPを上昇させることにより発揮される．ANP，BNPの血中からのクリアランスは，NPR-Cを介して行われるほか，腎近位尿細管，血管内皮にも認められる中性エンドペプチダーゼで分解を受ける．
(de Lemos, JA et al: Lancet 2003; 362: 316-322 より引用)

表1　ANP, BNPの作用

腎臓	血管	心臓	交感神経系，RAA系*
GFR増加	動脈拡張	変弛緩作用	副交感神経活性
ナトリウム再吸収抑制	静脈拡張	抗線維化作用	交感神経抑制
	抗過形成作用	抗過形成作用	レニン産生抑制
			アルドステロン産生抑制

＊RAA：レニン - アンジオテンシン - アルドステロン

POINT

ナトリウム利尿ペプチドは心負荷が生じたときに心臓から血中に放出され，活性化した交感神経系，レニン - アンジオテンシン系に拮抗する

Part.02 診断

◎ 症状

- ⑯ NYHA分類・AHA／ACCステージ分類
- ⑰ 自覚症状―呼吸困難
- ⑱ 身体所見―体重変化
- ⑲ Nohria／Stevenson分類

◎ 検査

必須検査
- ⑳ 胸部X線
- ㉑ 心電図
- ㉒ 一般血液検査
- ㉓ バイオマーカー
- ㉔ 心エコー
- ㉕ 血液ガス

専門的検査
- ㉖ 腎機能の指標
- ㉗ 冠動脈CT
- ㉘ 心臓カテーテル検査
- ㉙ Swan-Ganzカテーテル検査
- ㉚ 心筋生検

16 NYHA分類・AHA/ACCステージ分類と早期からの治療介入

　古典的には心不全の心機能分類としてNYHA分類が用いられていましたが（表1），2010年くらいからは病期の進行についてAHA/ACCステージ分類も用いられています（表2）．

　NYHA分類は心不全の現在の状態を示します．NYHA Ⅰ度ではほとんど症状がなく，Ⅳ度では安静時にも心不全症状を認めます．一般にNYHA ⅠまたはⅡ度の患者が心不全の入退院を繰り返すことはほとんどなく，NYHA ⅢまたはⅣ度の患者と比較して予後がよいので，簡単なリスク層別化にも用いることが可能です．

　一方，AHA/ACCステージ分類は時間的な心不全悪化の流れの中での現在の位置を示します．従来の心不全治療は心不全症状が出現するステージCから始めていましたが，最近は予防の段階のステージA，無症状である心不全のステージBからの早期治療介入が求められています．また，ステージDとして末期心不全を扱っています．ただ，ステージDの患者は心臓移植や補助循環などの高度先進医療を受ける患者と，ホスピス（日本では心不全は認められていない）などの末期医療を行うかの両極端になることに注意が必要です．このことは，患者自身にとってもall or nothing的な考えになってしまいがちで，精神的に疲弊する原因となりますので注意が必要です．

　NYHA分類，AHA/ACCステージ分類は概念が異なるので，同時に考えることも可能です（図1）．いずれの分類にしても無症状，軽症の時期からのリスク是正と早期からの投薬，特にACE阻害薬またはARB，β遮断薬の投与が求められています．

表1　NYHA心機能分類

Ⅰ度	心疾患を有するが，そのために身体活動が制限されることのない患者 通常の活動では疲労・動悸・呼吸困難・狭心症状はきたさない．
Ⅱ度	心疾患を有し，そのために身体活動が軽度から中等度に制限される患者 安静時無症状であるが，通常の活動で疲労・動悸・呼吸困難・狭心症状をきたす．
Ⅲ度	心疾患を有し，そのために身体活動が高度に制限される患者 安静時無症状であるが，通常以下の身体活動で疲労・動悸・呼吸困難・狭心症状をきたす．
Ⅳ度	心疾患を有し，そのために非常に軽度の身体活動でも愁訴をきたす患者 安静時においても心不全あるいは狭心症状を示すことがあり，少しの身体活動でも愁訴が増加する．

footnote
NYHA：New York Heart Association，ニューヨーク心臓協会
AHA：American Heart Association，米国心臓協会
ACC：American College of Cardiology，米国心臓病学会

02 診断

表2 AHA/ACC ステージ分類

ステージA	危険因子を有するが心機能障害がない 対策：高血圧，耐糖能異常，脂質異常症，喫煙などの危険因子を除去する．
ステージB	無症状の左室収縮機能不全 対策：ACE阻害薬またはARB，β遮断薬の投与を開始．
ステージC	症候性心不全 対策：上記に加え，利尿薬，抗アルドステロン薬を加え，必要に応じて入院加療．
ステージD	治療抵抗性心不全 対策：心臓移植，補助人工心臓を考慮．または終末期ケアを行う．

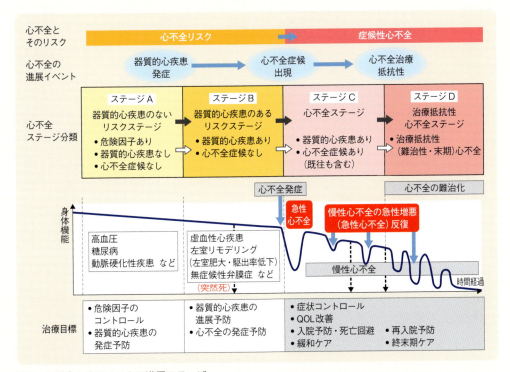

図1　心不全とそのリスクの進展ステージ
(厚生労働省：脳卒中，心臓病その他の循環器病に係る診療提供体制の在り方に関する検討会：脳卒中，心臓病その他の循環器病に係る診療提供体制の在り方について（平成29年7月）．http://www.mhlw.go.jp/file/05-Shingikai-10901000-Kenkoukyoku-Soumuka/0000173149.pdf より引用改変)

POINT

 心不全治療の基本は無症状，軽症の時期からのリスク是正と積極的な治療である

17 簡単で大事な自覚症状 呼吸困難

①で，心不全の症状には呼吸困難，息切れ，動悸，むくみ（浮腫），体重増加があると述べましたが，代表的な症状は左心不全症状の呼吸困難と，右心不全症状の下肢浮腫です．その中でも頻度が高い自覚症状が呼吸困難ですが，近年この初歩的で単純な指標が改めて注目されています．表 1 に心不全にみられる自覚症状などを示します．

③で述べたように心不全の評価項目については，肺動脈楔入圧の推移も重要ですが，呼吸困難の推移と乖離する症例があった場合，臨床的には呼吸困難の推移を中心に考えることがあります．また，そもそも心不全が悪化すると，呼吸困難感が悪化するので患者の立場からは最も重要な指標となります．実際，心不全の悪化が原因で病院を受診する患者の主訴は大半が呼吸困難と浮腫です．患者自身がセルフチェックする際に，血圧，心拍数，体重とともに呼吸困難感と浮腫は大変重要です（⑲参照）．

このような状況から，欧米では改めて呼吸困難の推移を薬剤の主要評価項目として再認識する機運が高まっています（Eur Heart J 2008; 29: 816-824）．表 2 に Likert スケールを示しますが，実際に VMAC（硝酸薬 vs ネシリチド）（JAMA 2002; 287: 1531-1540）や，EVEREST（トルバプタン vs プラセボ）（JAMA 2007; 297: 1332-1343）など多くの多施設試験で使用されています．また，急性心不全の多施設試験で治療 6 時間後の Likert スケールでは，76％の患者が軽度改善以上，58％の患者が中程度改善以上の呼吸困難の改善を示したことが報告されています（Eur Heart J 2010; 31: 832-841，図 1）．

従来の急性心不全における薬剤試験では，血行動態の改善が主要評価項目でしたが，かならずしも自覚症状の改善，長期予後と相関しないために，まずは呼吸困難の改善と救命を考える傾向になってきています．

---

footnote　VMAC：Vasodilation in the Management of Acute CHF
　　　　　EVEREST：Efficacy of Vasopressin Antagonism in Heart Failure Outcome Study with Tolvaptan

表1 心不全の自覚症状，身体所見

うっ血による自覚症状と身体所見		
左心不全	自覚症状	呼吸困難，息切れ，頻呼吸，起座呼吸
	身体所見	水泡音，喘鳴，ピンク色泡沫状痰，Ⅲ音やⅣ音の聴取
右心不全	自覚症状	右季肋部痛，食思不振，腹満感，心窩部不快感
	身体所見	肝腫大，肝胆道系酵素の上昇，頚静脈怒張，右心不全が高度なときは肺うっ血所見が乏しい

低心拍出量による自覚症状と身体所見	
自覚症状	意識障害，不穏，記銘力低下
身体所見	冷汗，四肢冷感，チアノーゼ，低血圧，乏尿，身の置き場がない様相

(日本循環器学会/日本心不全学会. 急性・慢性心不全診療ガイドライン（2017年改訂版）. http://www.j-circ.or.jp/guideline/pdf/JCS2017_tsutsui_h.pdf（2018年5月閲覧）より引用)

表2 Likertスケール

治験薬の治療を始める直前の呼吸困難の程度と比べて，現在の呼吸状態はどうですか？	
1	著明改善（とても改善した）
2	中等度改善（中程度改善した）
3	軽度改善（少し改善した）
4	不変（変わらない）
5	軽度悪化（少し悪化した）
6	中等度悪化（中程度悪化した）
7	著明悪化（ひどく悪化した）

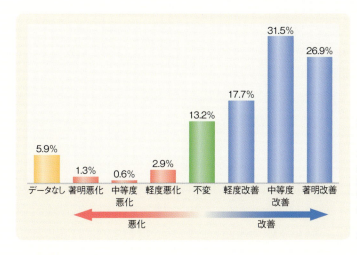

図1 急性心不全における呼吸困難の推移
急性心不全で治療6時間後のLikertスケールでは，76％の患者が軽度改善以上，58％の患者が中程度改善以上の呼吸困難の改善を示した。
(Mebazaa, A et al: Eur Heart J 2010; 31: 832-841 より引用)

POINT

呼吸困難は，セルフチェックすべき自覚症状であると同時に，多施設試験でも主要評価項目である

18 簡単で大事な身体所見 体重変化

心不全の他覚身体所見としては肺野での湿性ラ音聴取や，心音でのⅢ音，Ⅳ音聴取，頸静脈怒張などを認めます．しかし，これら身体所見単独では肺動脈楔入圧の上昇を50％しか検出できないことも報告されており（JAMA 1989; 261: 884-888），Framingham研究の心不全診断基準では**表1**のように，自覚症状と他覚症状，身体所見を組み合わせて心不全の診断を行うことを提唱しています．

また，診断に用いられるこれらの身体所見は，予後予測因子でもあります．たとえばACTIV in CHF試験において，呼吸困難，頸静脈怒張，末梢浮腫は60日における死亡率の予測因子であり（JAMA 2004; 291: 1963-1971），SOLVDからは，頸静脈怒張とⅢ音ギャロップが予後と相関することが報告されています（N Engl J Med 2001; 345: 574-581）．Nohria/Stevenson分類はバラバラであったこれらの身体所見を，うっ血と低灌流の概念に沿って整理し，簡単にリスク評価できるように応用したものといえます（⑲参照）．

しかし，チーム医療を念頭においた場合，湿性ラ音聴取や，心音でのⅢ音，Ⅳ音聴取，頸静脈怒張などは循環器専門医でないと判断しにくいので，実際は一番簡単で実用的な身体所見である下肢浮腫と体重増加に注意します．こういった所見に呼吸困難の訴えがあれば心不全を疑い（⑰参照），胸部X線，心電図，心エコー，BNPまたはNT-proBNPを測定するなどして，検査を組み合わせて心不全の診断を行います．

表1　Framingham研究の心不全診断基準

<u>大基準</u>
- 発作性夜間呼吸困難
- 頸静脈怒張
- ラ音
- 胸部X線での心拡大
- 急性肺水腫
- Ⅲ音ギャロップ
- 中心静脈圧上昇（＞16 cmH$_2$O）
- 循環時間延長（≧25秒）
- 肝・頸静脈逆流
- 剖検での肺水腫，内臓うっ血や心拡大

<u>大または小基準</u>
- 治療に反応して5日間で4.5 kg以上の体重減少

<u>小基準</u>
- 両足首の浮腫
- 夜間咳嗽
- 労作性呼吸困難
- 肝腫大
- 胸水
- 肺活量の低下（最大の1/3以下）
- 頻脈（≧120 bpm）

2つ以上の大基準，1つの大基準と2つ以上の小基準で心不全と診断

(McKee, PA et al: N Engl J Med 1971; 285: 1441-1446 より引用)

---

footnote
ACTIV in CHF：Acute and Chronic Therapeutic Impact of a Vasopressin Antagonist in Congestive Heart Failure
SOLVD：Studies of Left Ventricular Dysfunction

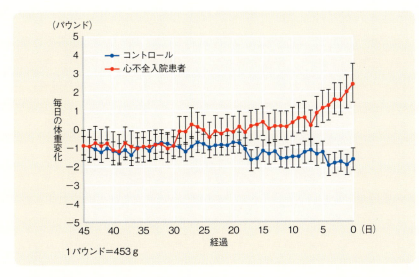

図1 心不全が悪化する場合の体重増加パターン
心不全が悪化する30日前より，コントロールと比較して体重が増加し始め，入院前1週間前よりその傾向は顕著となる．
(Chaudhry, SI et al: Circulation 2007; 116: 1549-1554 より引用)

　呼吸困難感，浮腫とともに，セルフチェックを行うときに重要な所見は体重増加です（⑲参照）．体重増加は心不全が悪化する場合，30日ほど前より増加し始め，心不全入院1週間前より増加が顕著になることが示されています（Circulation 2007; 116: 1549-1554，**図1**）．この研究では2〜5パウンド（1パウンド＝453g）以上の増加が心不全入院のリスクであったので，従来からいわれているように数日間で2kg以上の体重増加は要注意ということになります．

　ただし，体重評価には注意点があります．長期的にみると予後の悪い心不全患者で体重減少と低栄養がみられ（㊳参照），6ヵ月以内に6％以上の体重減少が認められた場合，カヘキシー（心臓悪液質）を疑います．反対に予後のよい患者では数年かけてやや体重が増加することがあります（Lancet 2003; 361: 1077-1083, Eur Heart J 2002; 23（suppl S）: 394（abstract）, J Am Coll Cardiol 2003; 41（suppl）: 156A（abstract））．そこで，BNP，NT-proBNPを参考に，体重が増えてBNP，NT-proBNPも上昇していたときは水分貯留と考え，体重が増えてBNP，NT-proBNPが低下したときは栄養状態の改善と考えます．

POINT

数日以内の体重増加は水分貯留を疑う．一方，長期的に体重が減少する場合はカヘキシー（心臓悪液質）を疑う

19 簡単な臨床所見で病態を把握する Nohria/Stevenson 分類

　心不全の病態把握，リスク評価において簡便な分類法に，Nohria/Stevenson 分類があります（J Am Coll Cardiol 2003; 41: 1797-1804）．この論文の中では 452 症例の患者のうち，急性心不全で入院した患者は 49％，待機的慢性心不全の患者が 17％でした．また評価は入院後 24 時間以内に行われており，急性心不全患者を対象に，救急室で評価したのではありません．したがって，急性心不全の分類ではなく，重症心不全の分類と考えたほうが正しい表現であると思います．

　患者は簡単な臨床指標から（図 1），うっ血の指標があるものを wet，ないものを dry，臓器低灌流の指標がないものを warm，あるものを cold と 4 群に分類されました．右心カテーテルのデータは 452 例中 50 例から得られただけですが，wet のプロファイルである B（wet-warm）と C（wet-cold）は，dry のプロファイル A（dry-warm）よりも，肺動脈楔入圧が高く，wet がうっ血の概念であることがわかりました．また，cold のプロファイル C（wet-cold）は，warm のプロファイル A（dry-warm）と B（wet-warm）よりも，心拍出量が少なく，cold が低灌流の概念であることがわかりました．

　その結果，この分類では 1 年生存率はプロファイル A（dry-warm），B（wet-warm），C（wet-cold）の順によいことが示されました（図 2）．

　このように，循環器専門医でなくても，また特別な機器を用いなくても簡単な臨床症状の組み合わせからリスク評価が可能なことが示されました．治療法の方針としては，プロファイル A（dry-warm）はうっ血も低灌流もないので治療を急ぎませんが，プロファイル B（wet-warm）ではうっ血が主体なので利尿と血管拡張が主体となり，プロファイル C（wet-cold）ではうっ血と低灌流が同時にあるので，点滴強心薬が必要かもしれません．ただし，循環器専門医はもっと詳しく病態把握すべきですので，プライマリケア向きの分類ともいえます．

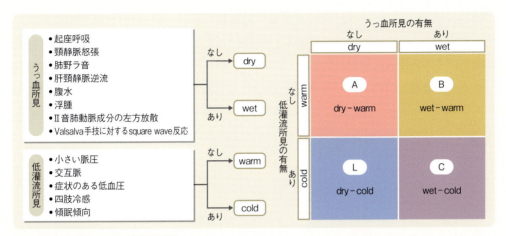

図1 Nohria/Stevenson 分類の概念
うっ血の指標があるものを wet，ないものを dry，臓器低灌流の指標がないものを warm，あるものを cold とし，患者を 4 分割した．
（Nohria, A et al: J Am Coll Cardiol 2003; 41: 1797-1804 より引用改変）

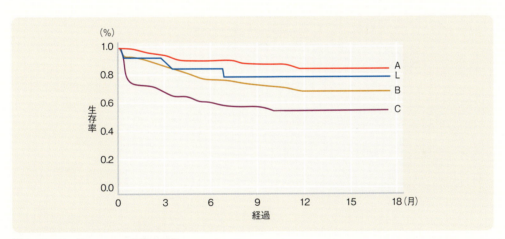

図2 Nohria/Stevenson 分類と予後
1 年生存率はプロファイル A（dry-warm），B（wet-warm），C（wet-cold）の順によかった．プロファイル L（dry-cold）に分類される患者は少なく，統計的意味はない．
（Nohria, A et al: J Am Coll Cardiol 2003; 41: 1797-1804 より引用改変）

POINT

Nohria/Stevenson 分類では，特別な機器を用いなくとも簡単な臨床所見から病態把握が可能である

20 必須検査 1 胸部X線

胸部X線（レントゲン）は心不全を評価する重要な検査です．肺うっ血所見のほかに，心陰影の拡大，胸水貯留などに注目します（**図1，2**）．肺うっ血所見は，実際には胸部X線だけでは判定しにくいこともあり，この場合はBNPやNT-proBNP値が参考になります（㉓参照）．また，心不全患者では心不全悪化だけでなく（**図3**），高齢患者が多いために肺炎を合併しやすいことにも留意します（**図4**，(73)参照）．

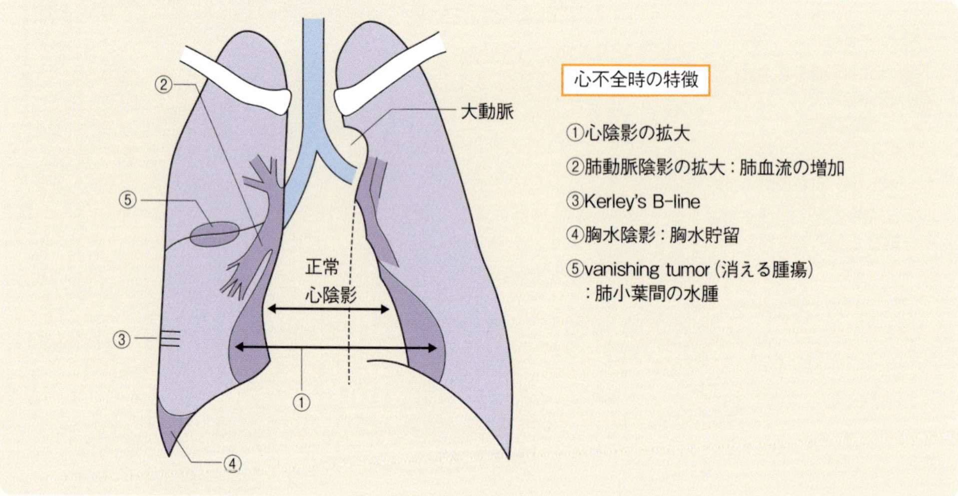

図1　心不全時の胸部X線所見

02 診断

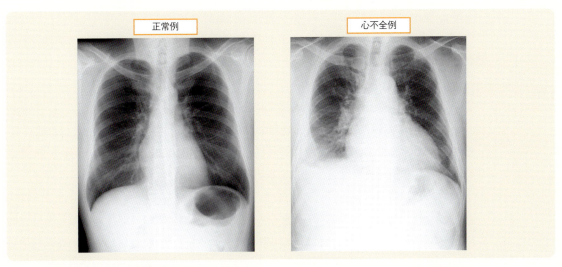

図2　心不全における胸部X線像
前壁心筋梗塞後心不全患者（右）．心陰影の拡大と軽度肺うっ血，右胸水貯留を認める．

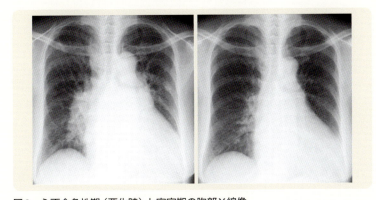

図3　心不全急性期（悪化時）と安定期の胸部X線像
拡張型心筋症患者の急性期（左）：ARB，β遮断薬，利尿薬を処方していたが，内服を自己中断して心不全が悪化した．悪化時のBNPは990 pg/mL．心陰影の拡大，肺うっ血を認める．
安定期（右）：収縮期血圧が154/90 mmHgと保たれていたため，点滴硝酸薬と利尿薬を投与した（55参照）．数日後，BNPは135 pg/mLまで改善し，心陰影の拡大も改善，肺うっ血は軽快した．

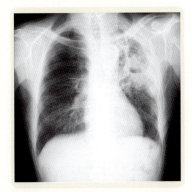

図4　肺炎像を認める胸部X線像
後壁心筋梗塞後心不全患者．心不全は安定していたが，熱発があり胸部X線を撮ったところ左上肺野に肺炎像を認めた．

POINT

　心拡大，肺うっ血，胸水の有無で心不全を疑う

43

21 必須検査2 心電図

　正常心電図（**図1**）に比べ，心不全患者の心電図は非常に多様であるために判読が難しいという印象が強いのですが，心不全患者をチームで診るうえで注意するポイントは意外と数点しかありません（**表1**）．

　心不全の原因疾患として虚血性心疾患の合併は多いのですが，胸痛と新たなST変化が同時に認められる場合は急性心筋梗塞の合併を疑い，緊急カテーテル検査が必要です．
　慢性心不全で異常Q波やST，T変化が認められる場合は虚血の関与を疑い，禁忌のない限り心臓カテーテル検査を行います（**図2**）．

　血圧の維持できない心室頻拍（**図3**）や心室細動（**図4**）では，脳虚血により数分以内に脳が不可逆的障害に陥ります．心室細動では緊急に心臓マッサージを行いながら電気的除細動を行います（㊿参照）．

　血行動態を悪化させるか，または意識状態が悪化するような極端な徐脈（**図5**）では，ペースメーカーの植込みを考慮する必要があります．

　心房細動はP波が消失しQRS波が不規則に出現することにより診断可能ですが（**図6**），心不全患者の約35％に合併します（②参照）．心房細動では血栓塞栓症が出現するため，禁忌のない限り抗凝固療法が必要です（㊵，㊶参照）．

　心電図が左脚ブロックパターン＋広いQRS幅（wide QRS）を示す場合（**図7**），薬剤治療を行っても心不全症状の改善が得られなければ心臓再同期療法（CRT）を考慮します（㊸参照）．CRTにより，心不全症状の改善，抗心筋リモデリング効果が期待できます（⑧参照）．

表1　心電図所見のポイント

急性心不全	胸痛を伴った新たなST変化 → 急性心筋梗塞であれば緊急カテーテル 心室頻拍，心室細動 → 電気的除細動 極端な徐脈 → ペースメーカー考慮 心房細動 → 抗凝固療法が必要
慢性心不全	心房細動 → 抗凝固療法が必要 ST，T変化，異常Q波 → 血行再建考慮 極端な徐脈 → ペースメーカー考慮 左脚ブロック＋wide QRS → 心臓再同期療法考慮

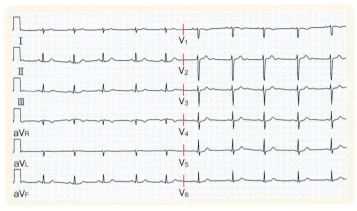

図1　正常心電図

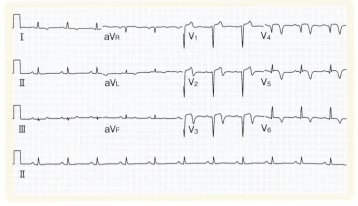

図2　前壁心筋梗塞後の心電図

V_{1-4} 誘導で異常Q波を認め，T波は陰転化している．心不全患者でこのような心電図が見られた場合，虚血性心疾患の合併を疑う．禁忌のない限り心臓カテーテル検査を行い，完全血行再建を心がける．

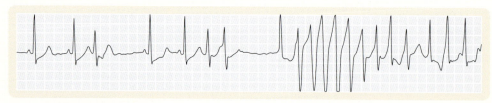

図3　心室頻拍の心電図
持続性心室頻拍はただちに電気的除細動，抗不整脈薬の投与が必要である．

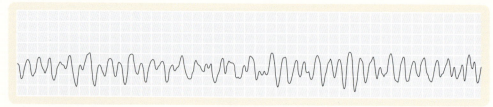

図4　心室細動の心電図
ただちに電気的除細動が必要である．

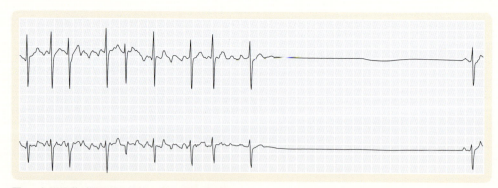

図5　心房細動が洞調律に戻るときの著明な洞停止
数秒間心拍が認められないために，一過性の意識障害が生じたり，血行動態が不安定になる場合は，ペースメーカーの植込みを考慮する．

02 診断

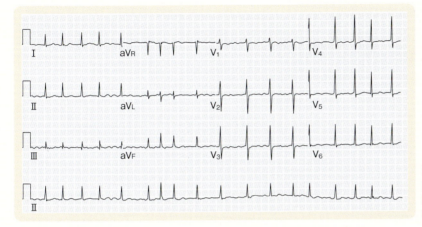

図6 心房細動の心電図
P波の消失と不規則なQRSの出現を認める．ワルファリンなどの抗凝固療法が必要である．

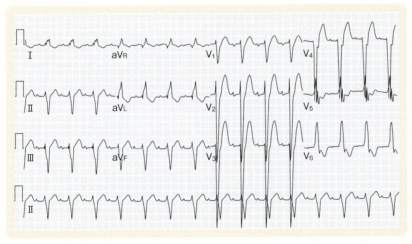

図7 左脚ブロック＋wide QRSの心電図
左脚ブロック＋wide QRSでCRTの適応である．

POINT

急性心不全と慢性心不全では心電図の注意点が異なる

22 必須検査 3
心不全での一般血液検査

　心不全のときに測定する血液検査としては**表1**のようなものがあります．心不全になると，心臓以外の臓器にも障害が生じて貧血，腎機能悪化，肝機能悪化，低栄養がみられるようになります．また，治療により電解質も上下します．このために，心不全の患者では全身状態を評価できるよう一般生化学検査を必ず行います．

表1　心不全患者の診察時に行うべき血液検査

• Cr	• BNP, NT-proBNP
• Hb	• troponin
• Na, K	• INR
• GOT, GPT (AST, ALT)	• CRP
• Alb	• WBC
• Glu	• 甲状腺機能

(Dickstein, K et al: Eur Heart J 2008; 29: 2388-2442 より引用)

　それぞれの血液検査は，1）現在の状態を反映するだけでなく，**表2**のように，2）心臓とは独立した予後予測指標であることもあります．基本的な点として，ある時点だけで判断するのではなく，経過を追って数値の変動により判断することが重要です．

表2　心不全患者の血液検査の評価

Cr （クレアチニン）	上昇は腎機能の悪化を示す．腎機能の悪化は心臓とは独立した心不全の予後規定因子
Hb （ヘモグロビン）	低下は貧血を示す．貧血は心臓とは独立した心不全の予後規定因子
Na （ナトリウム）	重症の心不全では希釈性の低値を示す．低ナトリウム血症の患者は予後不良
K （カリウム）	利尿薬を使用すると低値になることがあり，腎機能が悪化すると上昇する．低カリウムも高カリウムも不整脈を誘発する
GOT, GPT（AST, ALT） （アスパラギン酸アミノトランスフェラーゼ，アラニンアミノトランスフェラーゼ）	うっ血肝やショック肝で上昇する．血行動態の改善に応じて数値は低下する．逆に血行動態が改善しない限り数値は回復しない
Alb （アルブミン）	心不全が進行して低栄養になると低下する．低アルブミンは予後不良因子
Glu （グルコース）	基礎疾患として糖尿病があることが多く，チェックが必要
BNP, NT-proBNP （脳性ナトリウム利尿ペプチド，N末端プロ脳性ナトリウム利尿ペプチド）	心不全の状態が悪化すると上昇する．心不全の診断の補助として有用であり，強力な予後予測因子 [23]
troponin （トロポニン）	心筋梗塞で上昇するが，心不全が悪化しても微量に上昇する．予後予測因子
INR （プロトロンビン時間の国際標準化比）	心房細動や心室内血栓に対して，ワルファリンが投与されている場合は測定する
CRP （C反応性蛋白）	感染が心不全に合併している場合は上昇するが，急性心不全の場合は心不全の悪化だけでも5.0mg/dLくらいまで上昇することがある（Clin Cardiol 1999; 22: 811-813）．WBC数が正常範囲内で無熱であることより感染を否定できる
WBC （白血球）	感染の有無を推定する
甲状腺機能	心不全の原因疾患として甲状腺機能異常があることがあり，初診時に測定する．甲状腺疾患が否定されれば，連続して測定する必要はない

POINT

ある時点だけで判断するのではなく，経過を追った数値の変動により状態を判断することが重要である

23 必須検査 4
バイオマーカー BNP, NT-proBNP

　バイオマーカーは血清などの検体に含まれる生体由来の物質であり，病態に伴う変化を定量的に表す指標のことです．従来，心不全の診断は自覚症状，他覚症状，心電図，胸部 X 線，心エコーを組み合わせて行っていたのですが，結果の解釈に経験を要することから，症例によっては早期診断がかなり困難でした．バイオマーカーは採血のみで結果が得られますので，客観的な評価が可能となります．その意味では，施設間，医療者間の共通言語ともいえます．注意点としては，バイオマーカーだけで診断，予後評価するのではなく，症状と他の検査所見を組み合わせて総合的に判断することが大切です．

　心不全において現在臨床使用されているバイオマーカーとしては B 型（脳性）ナトリウム利尿ペプチド（BNP），N 端末プロ B 型ナトリウム利尿ペプチド（NT-proBNP）があり，両者の特徴を表 1 に示します．NT-proBNP は生理活性がなく，安定しており，血清で測定可能ですが，BNP よりも腎機能の影響を受けやすい特徴があります．

　BNP，NT-proBNP とも，1）心不全の診断補助に用いられたり，2）数値が高いと予後不良であるので予後予測因子として用いられたりします．注意点として，NT-proBNP は測定系がひとつしかないのですが，BNP は複数あり，海外のバイオサイトやアボットの BNP 値は日本のシオノギ BNP 値の 1.5〜2 倍の値となります．また，BNP，NT-proBNP とも，心機能が悪化すると数値が上昇するのですが，加齢，腎機能悪化によっても数値が上昇するので，母集団によって実数の意味が異なってきます．このために，論文上は非常に多くの基準値が提唱されています．

　さらに個人差もあるため，「基準値以上が心不全であり，基準値以下であれば心不全でない」というような On-Off の指標ではないことにも注意が必要です．BNP 40 pg/mL，NT-proBNP 125 pg/mL くらいから心不全の存在を疑い，BNP 100 pg/mL，NT-proBNP 400 pg/mL くらいから治療対象の心不全の可能性を考えるくらいでもよいと思われます（図 1）．

表1　BNPとNT-proBNPの対比

	BNP	NT-proBNP
分子量	約3,500	約8,500
ホルモン活性	＋	－
交叉性	proBNP	
半減期	約20分	約120分
クリアランス	NPR-C, NEP, 腎臓	腎臓
採血法	EDTA加血漿	血清/ヘパリン加・EDTA加血漿
添付文書記載基準値	≦18.4 pg/mL	≦55 pg/mL
濃度増加因子*	心機能低下・腎機能低下・高齢・全身炎症	
濃度低下因子*	肥満	

*濃度増加因子と低下因子に関しては，主なものだけを示している．
また，BNPとNT-proBNPのあいだで若干異なる可能性があるが，今後の検討課題である．
（日本循環器学会/日本心不全学会．急性・慢性心不全診療ガイドライン（2017年改訂版）．http://www.j-circ.or.jp/guideline/pdf/JCS2017_tsutsui_h.pdf（2018年5月閲覧）より引用）

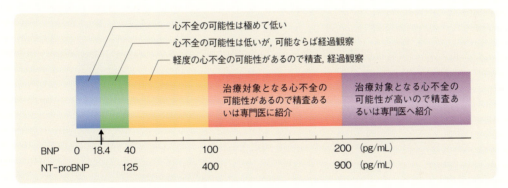

図1　BNP，NT-proBNP値の心不全診断へのカットオフ値
（日本心不全学会：血中BNPやNT-proBNP値を用いた心不全診療の留意点について．http://www.asas.or.jp/jhfs/topics/bnp201300403.html（2018年3月7日閲覧）より引用）

　BNP，NT-proBNPとも診察時に15分ほどで結果が得られる小型のPoint of Care Testが開発されていますので，診察室や救急室だけでなく，心不全の在宅診療にも活用が期待されています．

POINT

BNP，NT-proBNPは心不全の診断，予後判定に有用であり，職種を越えた共通言語として使用可能である

24 必須検査 5
心エコー

　心エコーでは，1）右心系，左心系の拡大，2）収縮能の評価，3）弁狭窄，弁逆流，4）拡張能の評価，5）解剖学的異常などの多くの情報が得られるために，心不全の原因疾患や病態把握が可能です．

　心臓の構造は**図1**のようになっており，代表的な断面である傍胸骨長軸断面では，1）右室，左室，左房の拡大の有無，左室肥大と，2）左室の壁運動異常（同期不全を含む，㊸参照），3）僧帽弁，大動脈弁の情報が得られます．短軸断面は探子を時計方向に回転させることで得られますが，大動脈弁レベルから心尖部までそれぞれのレベルで異なった情報が得られます．

　左室の収縮能は左室の拡張期と収縮期の径からわかります（**図2**）．カラードプラを用いると，心不全に合併する僧帽弁逆流が左房内にモザイクとして観察されます（**図3**）．

　収縮能だけでなく拡張能の障害も心不全の原因ですので（⑥参照），可能な限り収縮能と同時に拡張能も評価します．パルスドプラ左室流入血流速波形で，Eは拡張早期波形の最大血流速，Aは心房収縮期波形の最大血流速，DT（deceleration time）は拡張早期波形の最大値から血流速が0になるまでの時間を示し，正常ではE/A＞1，DTは160〜220 msです．拡張能が低下してくるとEよりAが増高しますが，拡張能低下（拡張機能障害）がさらに進行すると今度は偽正常化することに注意が必要です（JAMA 2003; 289: 194-202，**図4**）．組織ドプラ法による僧帽弁輪部移動速度の測定を追加して，偽正常化の判定を行う施設もあります．日本人の正常値を**表1**に示します．

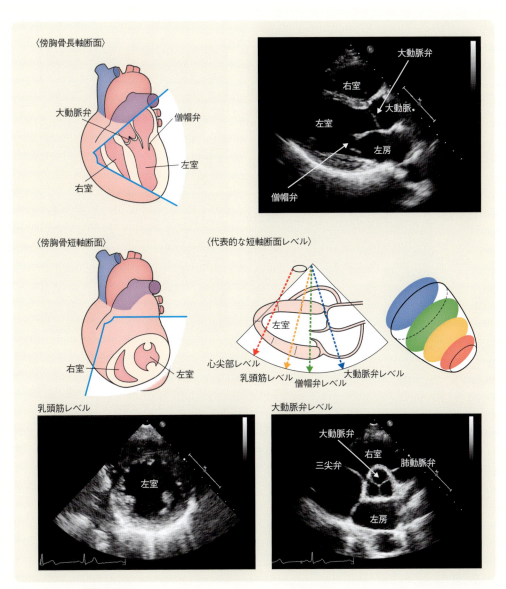

図1　心エコー図基本断面

24 必須検査5 心エコー

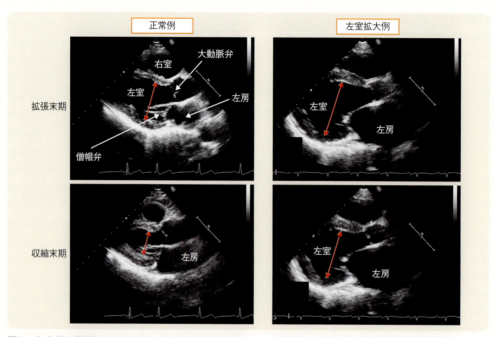

図2 左室径の計測
左：正常例
右：左室拡大例．収縮期，拡張期ともに左室は拡大しており，収縮期にもほとんど左室は収縮しない．

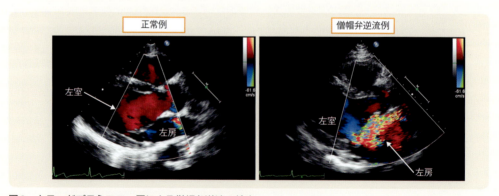

図3 カラードプラ心エコー図による僧帽弁逆流の検出
左：収縮期に左房内に血液逆流を認めない．
右：収縮期に左房内へモザイク状の血液逆流を認める．

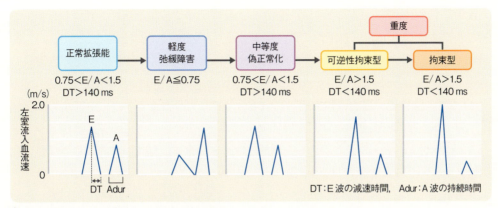

図4 左室流入血流速波形による拡張能の評価
正常ではE/A＞1，拡張能が低下してくるとEよりAが増高するが，拡張能低下が進行するとE/A＞1へと偽正常化する。
（Redfield, MM et al: JAMA 2003; 289: 194-202より引用改変）

表1 心機能評価に用いる心エコー図指標の日本人正常値

	男性	女性		男性	女性
左室拡張末期径（mm）	48±4	44±3	右室拡張末期径（心尖部四腔断面基部）（mm）	31±5	28±5
左室収縮末期径（mm）	30±4	28±3	右室面積変化率（FAC，%）	44±13	46±11
左室拡張末期容積係数（mL/m²）	53±11	49±11	三尖弁輪部移動距離（TAPSE, mm）	24±3.5	
左室収縮末期容積係数（mL/m²）	19±5	17±5	三尖弁輪部s'波（cm/秒）	14.1±2.3	
左室駆出率（%）	64±5	66±5	E/e'（中隔）	7.4±2.2	7.9±2.2
左室重量係数（g/m²）	76±16	70±14	e'（中隔，cm/秒）	10.0±2.8	10.8±3.2
左房径（mm）	32±4	31±3	E/e'（側壁）	5.5±1.8	6.2±1.8
左房容積係数（mL/m²）	24±7	25±8	e'（側壁，cm/秒）	13.5±3.9	13.7±4.1

（Daimon, M et al: Circ J 2008; 72: 1859-1866, Lang, RM et al: J Am Soc Echocardiogr 2015; 28: 1-39, e14より作表）

POINT

心エコーは副作用なく繰り返し行える非侵襲的な画像診断であり，心不全のフォローにも有用である

急性心不全での必須検査 血液ガス

　救急室やCCUでは必ず血液ガスを測定し，呼吸状態や酸塩基平衡を評価します．血液ガスではpH，$PaCO_2$（動脈血二酸化炭素分圧），PaO_2（動脈血酸素分圧），SaO_2（動脈血酸素飽和度），HCO_3^-（重炭酸イオン），BE（base excess）などがわかります（表1）．

　pHが7.4より低い場合は酸血症，高い場合はアルカリ血症ですが，心不全の悪化時は，肺うっ血と臓器低灌流により呼吸性アルカローシスやアシドーシス，乳酸アシドーシス，代謝性アシドーシスが混合した状態となっています（図1）．BEは心不全性の代謝性アシドーシスの場合，マイナス値を示します．

　実臨床では呼吸性に酸血症を代償しようとする機転が働くために，頻呼吸になり$PaCO_2$は低下していることが多くみられ，pH7.3，PaO_2 85 mmHg，$PaCO_2$ 25 mmHg，BE－7といったようなデータが得られます．ここで注意点として，努力呼吸の状態を見逃さないことです．一見，それなりに安定しているような血液ガスですが，著明な代謝性アシドーシスを呼吸で代償し，やっとPaO_2を保っている状態です．本来ならば，肺うっ血のために$PaCO_2$は上昇するはずですが，過換気により$PaCO_2$が低下しているわけです．このような患者は特に夜間に，呼吸筋疲労から低酸素・高炭酸ガス血症に移行し，酸血症の急激な表在化と血行動態の破綻をきたします（図2）．このため，小康状態のときに積極的に心不全を改善する介入を行いつつ，急変に備える必要があります．

　ヘモグロビン1分子に酸素4分子が最大結合可能ですが，酸素飽和度は酸素分子の結合度合いの割合を示します．動脈血酸素飽和度はSaO_2，パルスオキシメーターによる酸素飽和度はSpO_2と表記し，単位はいずれも％です．酸素解離曲線によると（図3），SaO_2 90％はPaO_2 60 mmHgに相当し，臓器の酸素化を保てませんので，SaO_2または，SpO_2が95％を保つように酸素を投与します．ただし，ショック患者やチアノーゼがあるような末梢循環不全ではパルスオキシメーターは不正確ですので，必ず血液ガスでチェックします．

表1　血液ガス参考値（動脈血）

	基準値	心不全状態
・pH	7.35〜7.45	↓
・$PaCO_2$	35〜45 mmHg	↓または↑
・PaO_2	80〜95 mmHg	↓
・SaO_2	95％以上	↓
・BE (base excess)	0±2 mEq/L	↓

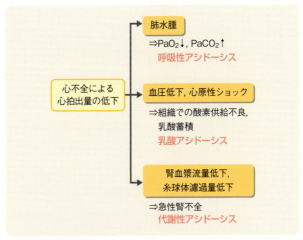

図1　心不全患者の血液ガス

心不全悪化時は，肺うっ血と臓器低灌流により呼吸性アルカローシスやアシドーシス，乳酸アシドーシス，代謝性アシドーシスが混合した状態となっている．

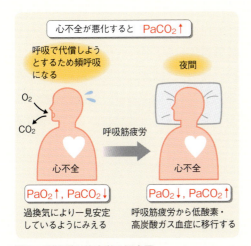

図2　夜間呼吸筋疲労の概念図

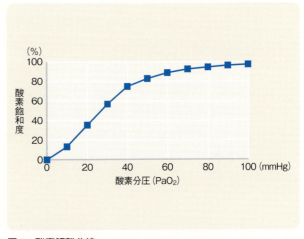

図3　酸素解離曲線

SaO_2 90％は PaO_2 60 mmHg に相当し，臓器の酸素化を保てないので，SaO_2 または SpO_2 が95％を保つように酸素を投与する．

POINT

呼吸筋疲労に注意する．夜間呼吸停止の予測は呼吸回数，努力呼吸の状態で判断する

26 日常臨床で使える腎機能の指標

　腎機能の悪化は，高血圧，心不全，心筋梗塞後，糖尿病，高齢者，一般住民といった母集団において，心臓とは独立した予後予測因子であり，腎機能を鋭敏にあらわす指標に関心がもたれています．従来のクレアチニン値は年齢，性別，体重，筋肉量に影響を受け，クレアチニン値が上昇するころには腎機能は50％以上低下していることが知られています．また，クレアチニン値から年齢，性別を考慮して算出したeGFR（推算糸球体濾過量）は腎機能悪化の程度が軽い場合，早期異常の検出には限界があるといわれています．シスタチンCは年齢，性別，筋肉量に影響を受けない腎機能の指標として登場しましたが，腎機能障害の早期から上昇し，心血管イベントの強い予後予測因子であることが報告されています．心不全患者におけるシスタチンCの検討としては，シスタチンCのほうがeGFRよりも強い予後予測因子であることが報告されました（Am J Med 2009; 122: 566-573, **図1**）．

　もうひとつ，心不全患者における腎臓の指標として簡単に測れるものに，尿中アルブミンがあります．尿中アルブミンは高血圧患者や，糖尿病性腎症の患者においてはすでに予後予測因子であり，降圧薬の治療効果判定にも用いられている確立された指標ですが，慢性心不全でも尿中アルブミンが予後予測因子であることが示されています（Lancet 2009; 374: 543-550, Circ Heart Fail 2010; 3: 65-72, **図2**）．尿中アルブミンが正常範囲であっても，その数値に応じて段階的にリスクが上昇することが示されており，かなり鋭敏な指標であることがわかりました．また，急性心不全では尿中アルブミンがいっそう増加することもわかっています（Circ Heart Fail 2013; 6: 227-232）．

---

footnote　eGFR：estimated glomerular filtration rate

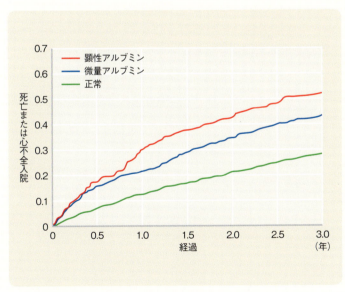

図1 シスタチンCの4分位について検討した心不全患者の予後
急性心不全患者においてシスタチンCの4分位が上昇するほど、心臓死の危険度は上昇した.
(Naruse, H et al: Am J Med 2009; 122: 566-573 より引用)

図2 心不全患者におけるアルブミン尿と予後
心不全患者において、正常、微量アルブミン、顕性アルブミン尿の順に予後が悪化した.
(Jackson, CE et al: Lancet 2009; 374: 543-550 より引用)

POINT

 腎機能の指標としてシスタチンC，尿中アルブミンは簡単に測定できるため有用である

冠動脈CTの心不全患者への応用

　従来，心不全に合併する狭心症の最終診断は侵襲的に冠動脈造影（カテーテル検査）で行われていました．しかし，冠動脈CTでは，非侵襲的に冠動脈の撮影が可能です（図1）．冠動脈狭窄の診断精度について64列冠動脈CTでは，有意狭窄の検出に関する診断精度は感度90％前後，特異度95％前後，陽性適中率80％前後，陰性適中率98～100％と報告されています（冠動脈病変の非侵襲的診断法に関するガイドライン，2009）．陰性適中率とは「ある検査が陰性のときに，その疾患が否定される確率」であり，それが100％近いということは，「冠動脈CTで冠動脈疾患が否定的なときは，100％近く冠動脈狭窄は否定的」ということです．つまり，冠動脈CTで有意狭窄がなければ，冠動脈造影を行う必要はほぼありません．

　実際に，私の外来では心不全の初診患者の場合，内服調整と診断のための心臓カテーテル検査入院を強くすすめますが，1）高齢や認知症，家庭の事情などでどうしても入院できない症例で，2）かつ心不全の状態がNYHA Ⅱ度未満の患者に限って，外来で冠動脈CTを行い，正常冠動脈であれば検査入院を見合わせることがあります．そして，心エコー，BNP，NT-proBNPや胸部X線所見を組み合わせて，ACE阻害薬またはARB，β遮断薬や利尿薬，心房細動があれば抗凝固薬まで外来で投薬調整を行います．

　一方，冠動脈CTで冠動脈狭窄が心不全に合併していた場合は，予後改善のために血行再建を行うべきで，強くカテーテル検査入院をすすめています．

02 診断

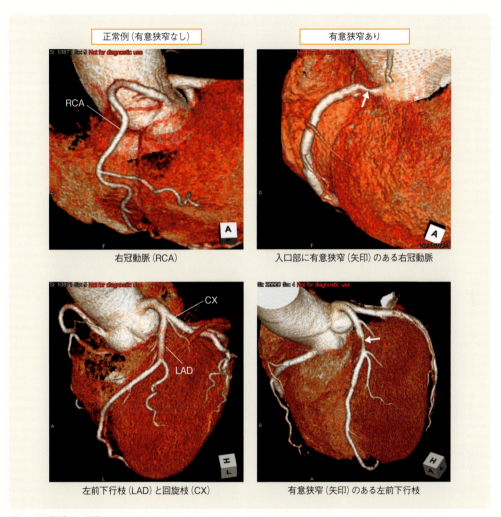

図1 冠動脈CT画像

POINT

冠動脈CTが正常であれば，冠動脈造影を省略できる

61

28 心臓カテーテル検査は心不全の原因，病態を知るうえで重要

　心臓カテーテル検査は，心不全患者の診断において大変重要な位置を占めます．自覚症状，他覚症状，心電図，胸部X線，心エコー，BNP，NT-proBNP値などからも得られる情報は多いのですが，心臓カテーテル検査で左室造影，冠動脈造影，心内圧測定などを行うことにより重要な情報が得られます．

　心不全の診断と原因追及を正確にするためにも必須であり，カテーテル検査を機に患者指導の機会が増える副次的な効果も期待できます．しかし一方で血栓塞栓症による脳梗塞や，造影剤腎症，血管損傷などの合併症の可能性があるため，その適応には慎重でなければなりません．また，腰痛の強い高齢者や認知症の患者では，検査中や検査後の安静が守れないことにより，カテーテル検査が行えないこともあります．

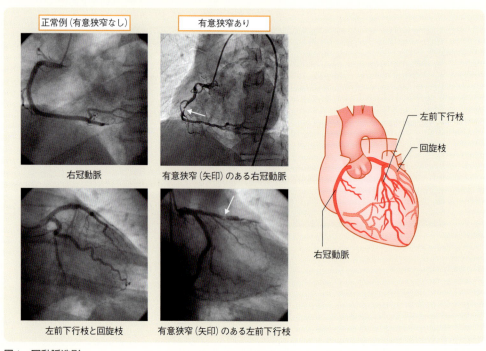

図1　冠動脈造影

冠動脈造影は，冠動脈の狭窄の有無を調べるために行います（図1）．右冠動脈，左前下行枝，回旋枝の3本と，左冠動脈主幹部のチェックを行います．心不全患者に冠動脈の有意狭窄が認められた場合，血行再建術を行ったほうが予後がよいと考えられています．

表1　左室造影で得られる測定項目とその基準値

項目	基準値
左室拡張末期容積（LVEDV）	
左室収縮末期容積（LVESV）	
左室拡張末期容積係数（LVEDVI）＝LVEDV/BSA	70 ± 20 mL/m^2
左室収縮末期容積係数（LVESVI）＝LVESV/BSA	25 ± 10 mL/m^2
SV（1回拍出量）＝LVEDV－LVESV	60〜130 mL
CO（心拍出量）＝SV×脈拍数	4〜8 L/分
CI（心係数）＝CO/BSA*	2.5〜4.0 L/分/m^2
EF（左室駆出率）＝SV/LVEDV	67 ± 8 %
LVEDP（左室拡張末期圧）	3〜12 mmHg

＊BSA：体表面積

左室造影は，左室の大きさと収縮力，壁運動異常を調べるために行います（表1，図2）．また，心不全の原因が弁疾患や先天性疾患である場合は，必要に応じて大動脈造影や，肺動脈造影なども追加します．

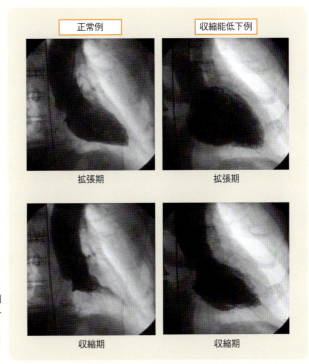

図2　左室造影
左の正常例に比較して，右の収縮能低下例では心臓が拡大しており，収縮期にも十分収縮していないことがわかる．いわゆる，心筋リモデリングを生じた状態（⑧参照）である．

POINT

重要な検査ではあるが，合併症の可能性もあるために適応は慎重に考える．冠動脈造影では狭心症の合併を，左室造影では左室の収縮力低下を，心内圧測定では心負荷を測定できる

29　現在のSwan-Ganzカテーテル検査の意義

　Swan-Ganzカテーテルは右心の心内圧測定や心拍出量測定に使用されるカテーテルです（**図1**）．血行動態を把握するゴールドスタンダードであり，2つの場面で使用されます．ひとつは，慢性心不全の診断を行う際に，冠動脈造影，左室造影と同時に行い，もうひとつは，急性心不全患者が入院した場合，現在の血行動態を把握するうえで行います．

　右房圧，右室圧，肺動脈圧，肺動脈楔入圧はカテーテルを挿入することにより記録できます（**図2**）．心拍出量は熱希釈法を用いており，カテーテルの側孔から冷水を注入し，先端のサーミスタで温度変化を計測して機器により計算されます．それぞれの測定パラメーターの基準値を**表1**に示します．

　以前は急性心不全患者が入院した場合，必須のベッドサイド検査であったSwan-Ganzカテーテルですが，最近はその使用頻度は低下しています．その理由は，侵襲的であることと，ESCAPE（JAMA 2005; 294: 1625-1633）やPAC-Man（Lancet 2005; 366: 472-477）では，右心カテーテルを併用して急性心不全をモニター治療することに，予後改善効果が証明されなかったことによります．

　しかし，依然として血行動態の評価のゴールドスタンダードであることにかわりはなく，病態把握，治療方針決定に必須と思われる例も存在します．したがって，ルーチン検査として用いられることはありませんが，病態把握が困難な症例には躊躇せずに行うべき検査です．

---

footnote　ESCAPE：Evaluation Study of Congestive Heart Failure and Pulmonary Artery Catheterization Effectiveness
　　　　　　PAC-Man：Pulmonary Artery Catheters in Management of Patients in Intensive Care

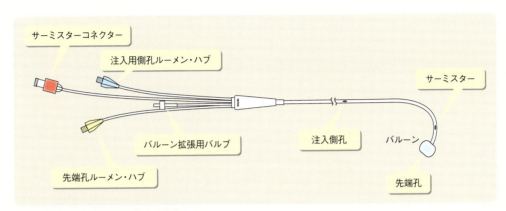

図1　Swan-Ganzカテーテルの構造

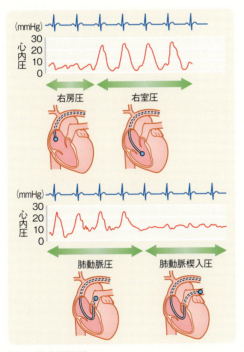

図2　心内圧波形

表1　Swan-Ganzカテーテル検査で得られる測定項目とその基準値

心拍出量		4〜8 L/分
心係数		2.5〜4 L/分/m²
1回拍出量		60〜100 mL/拍
肺動脈楔入圧		2〜10 mmHg
肺動脈圧	収縮期	15〜30 mmHg
	平均	9〜18 mmHg
右室圧	収縮期	15〜30 mmHg
	拡張期	0〜5 mmHg
右房圧	平均	2〜8 mmHg

POINT

Swan-Ganzカテーテルのルーチン検査としての意義はなくなりつつあるが，血行動態のゴールドスタンダードであることにかわりはない

30 心筋生検が必要な場合とは

　心筋生検とはカテーテルの手技を用いて，右室または左室から生検鉗子（図1）により，1mm片程度の小さな心筋組織を採取する手技です．採取はカテーテル検査室で透視下に行われます．採取された心筋は顕微鏡で詳しく調べられ，心不全の原因疾患としての心筋炎や心アミロイドーシス，心サルコイドーシスの診断には欠かせない検査となっています．しかし侵襲的手技であり，致死性不整脈，血圧低下，生検鉗子による心臓穿孔などの合併症の可能性があるために，一般的に行われる検査ではありません．AHA/ACC/ESC より合同で発表された欧米の適応を表1に示しますが，心不全の原因が不明であったり，比較的急激に進行する場合に適応となります．

　心筋生検の準備として，体表心電図と血圧のモニターは欠かせません．完全房室ブロックや致死性不整脈を一過性に生じることや，重症の心不全患者では生検中に気分不良，急激な血圧低下を生じることがあり，一時的ペースメーカー，除細動器，硫酸アトロピン，ノルアドレナリンなどの準備も必要です．

　左室と右室のどちらから生検サンプルを採取するかという点については，病理学的所見には多少の差はありますが，病変はたいてい両心室に及んでいるため，臨床的にはどちらの心室からのサンプルでもよいといわれています．一般的にはより簡便な右室生検が好まれています．

---

footnote
AHA：American Heart Association，米国心臓協会
ACC：American College of Cardiology，米国心臓病学会
ESC：European Society of Cardiology，欧州心臓病学会

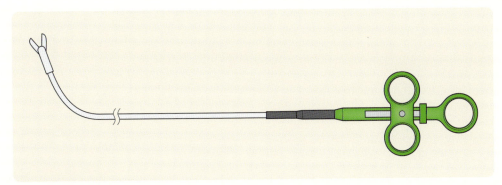

図1 生検鉗子の構造
先端の鉗子を閉じると，1 mm程度の心筋組織片が採取できる．

表1 心内膜下心筋生検の適応と勧告の分類

クラスI	①急性の経過（〜2週間）で発症し，血行動態が保てない心不全（エビデンスレベルB）
	②亜急性の経過（2週間〜3ヵ月）で発症し，左室拡大を認め，心室性不整脈，高度房室ブロックを伴う心不全または1〜2週間の治療に抵抗性の心不全（エビデンスレベルB）
クラスIIa	③慢性の経過（3ヵ月〜）で発症し，左室拡大を伴い，心室性不整脈，高度房室ブロックを伴う心不全または1〜2週間の治療に抵抗性の心不全（エビデンスレベルC）
	④アレルギー反応や好酸球増加を伴う拡張型心筋症（DCM）（エビデンスレベルC）
	⑤アントラサイクリン系薬剤（アドリアマイシンなど）が原因の心筋症（エビデンスレベルC）
	⑥拘束型心筋症（RCM）（エビデンスレベルC）
	⑦心臓腫瘍（エビデンスレベルC）
	⑧原因不明の小児心筋症（エビデンスレベルC）

AHA/ACC/ESCより合同で発表された心内膜下心筋生検の臨床的適応．
(Cooper, LT et al: Circulation 2007; 116: 2216-2233 より引用改変)

POINT

心筋生検は一般的に行われる検査ではないが，心不全の原因が不明であったり，比較的急激に進行する場合には必要である

Part.03
治療

慢性心不全

収縮機能障害に対する治療
㉛ ●ACE阻害薬・ARB
㉜ ●β遮断薬
㉝ ●抗アルドステロン薬(MRA)

うっ血に対する治療
㉞ ●ループ利尿薬
㉟ ●バソプレシン受容体拮抗薬

強心薬
㊱ ●ジギタリス
㊲ ●経口強心薬

冠動脈疾患に対する治療
㊳ ●アスピリン
㊴ ●スタチン

抗凝固薬
㊵ ●ワルファリン
㊶ ●DOAC

不整脈に対する治療
㊷ ●アミオダロン
㊸ ●心臓再同期療法・植込み型除細動器
㊹ ●リズムコントロールvsレートコントロール
㊺ ●アブレーション

拡張機能障害に対する治療
㊻ 拡張機能障害の治療

合併症に対する治療
㊼ 腎不全合併，心腎連関
㊽ 貧血合併
㊾ 高血圧・脂質異常症・糖尿病合併

非薬物治療
㊿ ●睡眠呼吸障害の治療
(51) ●心臓リハビリテーション

外科治療
(52) ●TAVI, MitraClip
(53) ●補助人工心臓
(54) ●心臓移植

急性心不全

総論
(55) 初期対応

薬物治療
(56) ●点滴強心薬
(57) ●PDE阻害薬
(58) ●硝酸薬
(59) ●ナトリウム利尿ペプチド
(60) ●利尿と血液浄化

非薬物治療
(61) ●呼吸管理
(62) ●補助循環装置

急変時

(63) 救命処置

●＝薬物
●＝非薬物

31 収縮能が低下した心不全治療のかなめ薬 1
ACE阻害薬・ARB

　ACE阻害薬とARBはレニン-アンジオテンシン-アルドステロン系を異なる部位で阻害し，その作用を発揮します．心不全患者では神経体液性因子の項で述べたように（⑨参照），レニン-アンジオテンシン-アルドステロン系が亢進していますので，系を抑制するためにこれらの薬剤は使用されます．

　ACE阻害薬は心不全の予後改善薬の中でも歴史的な薬剤で，1987年のCONSENSUS（N Engl J Med 1987; 316: 1429-1435）をはじめ，SOLVD（N Engl J Med 1991; 325: 293-302）などの大規模試験などの結果より，収縮能が低下した心不全患者の生命予後の改善効果が証明されています．このために，国内外の心不全ガイドラインでも基本薬としての投与が強く推奨されています．しかし，副作用として咳があるために，しばしば患者から敬遠されることがあります．また，腎不全患者に用いた場合，血清クレアチニン値，カリウム値が上昇することがあるので定期的なチェックが必要です．非常にまれな副作用に血管浮腫（突然，唇や舌が腫れ上がり呼吸困難になる）もあります．

　ARBはELITE Ⅱ（Lancet 2000; 355: 1582-1587），CHARM alternative（Lancet 2003; 362: 772-776）などの試験を経て，収縮能が低下した心不全に対しACE阻害薬と同等の心血管イベント抑制効果があると考えられており，実臨床においてはACE阻害薬またはARBのいずれかが投薬されていればよいと考えられています．ARBではACE阻害薬に認められる咳の副作用がなく，比較的使用しやすいのですが，腎不全患者に用いた場合，血清クレアチニン値，カリウム値が上昇することがあるのはACE阻害薬と同じです．

　注意点として，ACE阻害薬もARBも降圧薬としても使用される薬剤です．もともと心不全患者は血圧が低いので，投与によりそれ以上血圧が下がることは少ないのですが，過度の血圧低下が生じて患者が不都合を訴える場合があります．この場合，薬剤を直ちに中止するのではなく，減量してでも可能な限り投与を継続することが大切です．薬剤に著効を示す患者の場合，心機能が回復するにしたがって血圧が徐々に上昇してくることがあり，治療が有効であるサインです．ACE阻害薬も過去に報告されています

---

footnote
ACE阻害薬：angiotensin converting enzyme inhibitor，アンジオテンシン変換酵素阻害薬
ARB：angiotensin Ⅱ receptor blocker，アンジオテンシンⅡ受容体拮抗薬
CONSENSUS：Cooperative North Scandinavian Enalapril Survival Study
SOLVD：Studies of Left Ventricular Dysfunction
ELITE Ⅱ：Evaluation of Losartan in the Elderly Study Ⅱ
CHARM：Candesartan in Heart Failure-Assessment of Reduction in Mortality and Morbidity
HEAAL：Heart Failure Endpoint Evaluation of Angiotensin Ⅱ Antagonist Losartan

ACE阻害薬	エナラプリル
適　応	本態性高血圧，慢性心不全
用法・用量	2.5 mg/日より開始，維持量5〜10 mg/日，1日1回投与
副作用	血管浮腫，高カリウム血症，腎不全
注　意	腎障害合併時では減量

ARB	カンデサルタン
適　応	本態性高血圧，慢性心不全
用法・用量	4 mg/日より開始（重症例・腎障害では2 mg/日），維持量4〜8 mg/日（最大量12 mg/日），1日1回投与
副作用	高カリウム血症，腎不全
注　意	腎障害合併時では減量

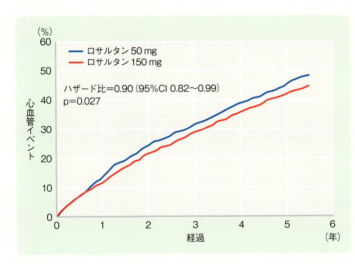

図1　ARBロサルタン高用量投与の心不全における効果

ロサルタン高用量投与は，低用量投与と比較して心血管イベントを有意に抑制した．

(Konstam, MA et al: Lancet 2009; 374: 1840-1848より引用)

が，ARBも投与量が多いほど心不全患者の予後がよくなることが，HEAAL（Lancet 2009; 374: 1840-1848）で示されています（**図1**）．ACE阻害薬またはARBの処方は，副作用が生じない限り行うべきです．腎機能の軽度悪化が認められる場合も，可能な限り処方を継続します．

POINT

収縮能が低下した心不全には，可能な限りACE阻害薬またはARBを投与する．
腎機能悪化時は投与量を少なくするなどして，たとえ少量でも投与するよう心がける

32 収縮能が低下した心不全治療のかなめ薬 2 β遮断薬

　心不全患者では神経体液性因子の項で述べたように（⑨参照），レニン-アンジオテンシン-アルドステロン系以外に交感神経系も亢進していますので，交感神経系を抑制するためにβ遮断薬は使用されます．β遮断薬はUS carvedilol study（N Engl J Med 1996; 334: 1349-1355，図1），CIBIS II（Lancet 1999; 353: 9-13），MERIT-HF（Lancet 1999; 353: 2001-2007）などの歴史的大規模試験を経て，収縮能が低下した心不全患者の生命予後の改善が証明されています．このために，国内外の心不全ガイドラインでも基本薬としての投与が強く推奨されています．

　β遮断薬の注意点は，心不全患者がうっ血状態にあるときにいきなり通常量を投与すると，かえって心不全の状態が悪化して肺水腫になる可能性があることです．このため心不全の状態が安定していることを確認後，カルベジロールであれば1.25～2.5 mg/日から投与を開始し，数ヵ月かけて20 mg/日まで徐々に増量する方法がとられます（図2）．副作用には徐脈，倦怠感もあります．

　もうひとつの注意点として，ACE阻害薬，ARBの項でも述べましたが（㉛参照），β遮断薬も降圧薬としても使用される薬剤です．血圧低下が生じて患者が不都合を訴える場合もあります．しかし，この場合も薬剤を中止するのではなく，減量してでも可能な限り投与を継続することが大切です．β遮断薬も，ACE阻害薬，ARB同様に副作用が生じない限りは処方するべきです．

　なお，β遮断薬とACE阻害薬の必須治療薬をどちらから投与開始しても効果は同じと考えられていますが，症例によっては最初から両薬剤を同時投与することもあります．

---

footnote
CIBIS II：Cardiac Insufficiency Bisoprolol Study II
MERIT-HF：Metoprolol CR/XL Randomised Intervention Trial in Congestive Heart Failure

β遮断薬	カルベジロール
適　応	本態性高血圧，慢性心不全，狭心症
用法・用量	2.5 mg/日より開始（重症例では半量より開始），維持量5〜20 mg/日，1日2回投与
副作用	徐脈，心不全悪化，気管支喘息悪化
注　意	心不全患者への導入時，増量時は副作用に十分注意

β遮断薬	ビソプロロール
用法・用量	1日1回0.625 mg 経口投与から開始する．維持量として1日1回1.25〜5 mg

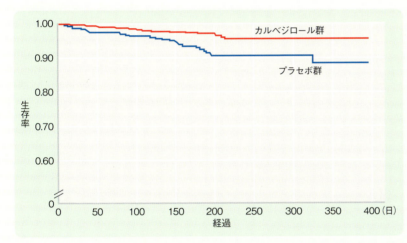

図1　US carvedilol studyにおけるβ遮断薬の生存率改善作用

全死亡のリスクは，カルベジロール群においてプラセボ群に比べ有意に低下した．

(Packer, M et al: N Engl J Med 1996; 334: 1349-1355 より引用)

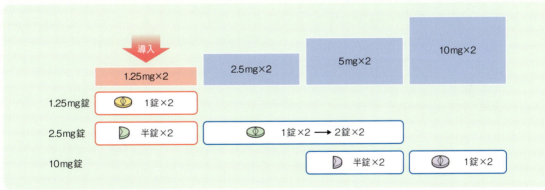

図2　カルベジロールの基本投与例

POINT

β遮断薬の導入は困難な症例があるが，たとえ少量でも処方するよう努力する．心不全症状の悪化に注意が必要であるが，利尿薬の増量で乗り切れることが多い

33 収縮能が低下した心不全治療の追加薬 抗アルドステロン薬（MRA）

　心不全患者にACE阻害薬やARBを投与すると，血中アルドステロン値は一過性に抑制されますが，経過とともに再上昇するアルドステロンブレイクスルー現象が認められます（⑫参照）．このため，アルドステロンの有害作用を直接阻害する薬剤の使用が求められます．抗アルドステロン薬（ミネラルコルチコイド受容体拮抗薬；MRA）であるスピロノラクトンは，もともとはカリウム保持性利尿薬として登場したのですが，利尿作用は強くありません．心不全患者に対する大規模試験として，RALESでは左室駆出率（EF）≦35％で心不全の標準治療を受けている患者を対象に，スピロノラクトン投与群で総死亡の有意な抑制効果が認められました（N Engl J Med 1999; 341: 709-717, **図1**）．

　選択的アルドステロン拮抗薬であるエプレレノンは，スピロノラクトンの副作用である女性化乳房がほとんど認められず，EF≦40％の心筋梗塞後症例を対象としたEPHESUSでは，エプレレノン群で総死亡，心血管死の低下が報告されました（N Engl J Med 2003; 348: 1309-1321）．EMPHASIS-HFでは，中等症の心不全患者において，エプレレノンは一次エンドポイント（心血管死＋心不全入院）を有意に改善しました（N Engl J Med 2011; 364: 11-21, **図2**）．

　これらの結果を受けて，抗アルドステロン薬（MRA）は，ACE阻害薬またはARB，β遮断薬の投与で収縮能が低下した心不全の治療が不十分な場合に，速やかに追加投与することがガイドライン的にすすめられています．腎機能障害を合併した心不全患者では，ACE阻害薬またはARBに追加する場合は，高カリウム血症に対する十分な注意が必要です．

---

footnote
MRA：mineralocorticoid receptor antagonist，ミネラルコルチコイド受容体拮抗薬
RALES：Randomized Aldactone Evaluation Study
EPHESUS：Eplerenone Post-Acute Myocardial Infarction Heart Failure Efficacy and Survival Study
EMPHASIS-HF：Eplerenone in Mild Patients Hospitalization and Survival Study in Heart Failure

03 治療

MRA	スピロノラクトン
適 応	本態性高血圧，慢性心不全，腎性浮腫，肝性浮腫，特発性浮腫
用法・用量	12.5～25 mg/日より開始，維持量 25～50 mg/日，1日1回投与
副作用	腎不全，女性化乳房
注 意	ACE阻害薬またはARBとの併用で，高カリウム血症に注意

MRA	エプレレノン
適 応	高血圧症・慢性心不全
用法・用量	心不全の場合1日1回25 mgから投与を開始し，血清カリウム値，患者の状態に応じて，投与開始から4週間以降を目安に1日1回50 mgへ増量する． ただし，中等度の腎機能障害のある患者では，1日1回隔日25 mgから投与を開始し，最大用量は1日1回25 mgとする．

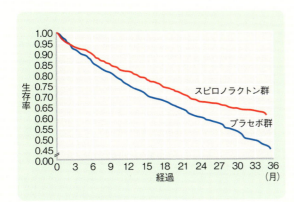

図1 RALESの結果
EF≦35％で心不全の標準治療を受けている患者を対象に，スピロノラクトンまたはプラセボが投与された．その結果，総死亡の有意な減少がみられた．
（Pitt, B et al: N Engl J Med 1999; 341: 709-717 より引用）

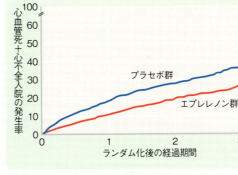

図2 EMPHASIS-HFの結果
中等症の心不全患者において，エプレレノンは一次エンドポイント（心血管死＋心不全入院）を有意に改善した．
（Zannad, F et al: N Engl J Med 2011; 364: 11-21 より引用）

POINT

抗アルドステロン薬（MRA）は，ACE阻害薬またはARB，β遮断薬の投与で心不全の治療が不十分な場合に，速やかに追加投与する

ループ利尿薬は
心不全治療薬の仕上げに使う

　利尿薬は心不全の治療において，歴史的に初期の薬に位置します．1960年代，心不全患者の治療が安静と減塩が中心であった時代にフロセミドが登場し，たちまち利尿効果が現れてうっ血状態が改善することから，心不全患者は利尿薬で治癒すると思われた時代もあったそうです．このためか，一部の循環器非専門医の間に「心不全の治療＝利尿薬」という図式ができてしまいました．しかしその後，収縮能が低下した慢性心不全においてはACE阻害薬，ARB，β遮断薬が生命予後を改善するという前向き試験の結果が多く得られ，利尿薬単独で治療を行うことはなくなりました．利尿薬は単独で使用できる主役級の薬ではありません．

　利尿薬は慢性心不全，急性心不全において，文字どおり利尿を得てうっ血を改善するために広く使用されている薬剤であり，利尿薬を用いずに中等症以上の心不全患者を管理することは不可能です（60参照）．その一方で，後ろ向き試験の解析ではありますが，利尿薬を多量に使用する患者の予後が悪いことも報告されています（図1）．したがって，実際の利尿薬の使用方法としては必要時には躊躇せずに必要量を使用するが，過度の使用は慎むほうがよいと考えられています．

　利尿薬を用いた治療指標として，単一の指標はなく，呼吸困難の改善，浮腫の改善，胸部X線での肺うっ血の改善，BNP値の改善，尿量とそれに伴う体重減少などで総合的に効果を判定します．一方，副作用関連の検査項目として腎機能悪化，低ナトリウム，低カリウムなどもモニターします．

　各ループ利尿薬の特徴を示します．
1. フロセミド
　歴史的に最も使用されている薬剤で，投与30分以内に利尿効果が現れます．
2. アゾセミド
　動物実験結果では短時間作用型のループ利尿薬フロセミドより，長時間作用型ループ利尿薬であるアゾセミドのほうが，反射性のレニン–アンジオテンシン–アルドステロ

| ループ利尿薬 | フロセミド |

- 適　応　うっ血性心不全，腎性浮腫，肝性浮腫
- 用法・用量　1日20～80 mg
- 副作用　低ナトリウム血症，低カリウム血症，腎機能悪化
- 注　意　重症心不全であるほど高用量の投与が必要であり，腎機能悪化を生じやすい

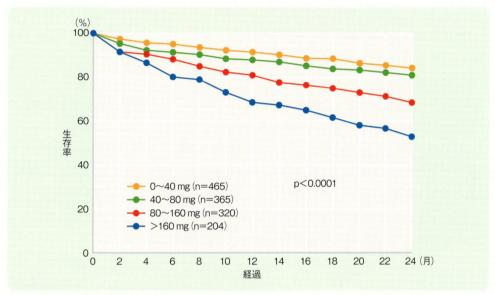

図1　心不全患者におけるループ利尿薬投与量と生存率
心不全患者において，フロセミド換算した利尿薬の投与量が多いほど，予後不良であった．
(Eshaghian, S et al: Am Heart J 2006; 97: 1759-1764より引用)

ン系や交感神経系の亢進を生じにくいといわれています．

3．トラセミド

　抗アルドステロン作用を持つループ利尿薬であり，フロセミドと比較して低カリウム血症をきたすことが少なく，非無作為化試験ではフロセミドと比較して死亡，症状の改善が優れていたという報告があります（Eur J Heart Fail 2002; 4: 507-513）．

POINT

1）利尿薬はうっ血症状を取り除くためには必要な十分量を投与するが，不必要な投与，過度の投与は慎む
2）利尿薬単独で心不全の治療が行われることはなく，ACE阻害薬，β遮断薬の投与を行い，並行して利尿薬の投与を考える

35 ループ利尿薬抵抗性の水分貯留には バソプレシン受容体拮抗薬

心不全患者では血中バソプレシンは上昇しており，これが体液貯留の原因のひとつと考えられています（⑬参照）．バソプレシン V_2 受容体拮抗薬であるトルバプタンは，腎集合管にてバソプレシンによる水の再吸収を阻害し，電解質排泄の増加を伴わない利尿作用（水利尿）を示します．日本では「ループ利尿薬で効果不十分な心不全における体液貯留」に対して適応があり，欧米では「SIADH，低ナトリウム血症」に適応があります．心不全患者において，低ナトリウムは独立した予後不良因子ですが，バソプレシン V_2 受容体拮抗薬であるトルバプタンの投与はその水利尿作用により，結果的に血清ナトリウムを上昇させる働きがあります．

その利尿作用とナトリウム上昇作用は顕著で，トルバプタン投与後にその効果が認められます（Circulation 2003; 107: 2690-2696，図1，2）．EVEREST（JAMA 2007; 297: 1319-1331）では，心不全悪化で入院したEF≦40％の患者を対象にトルバプタンまたはプラセボに割り付けた結果，トルバプタン群では，重篤な低血圧，腎機能悪化を生じることなく，尿量が増え，体重が減少し，低ナトリウムも改善され，有効な短期効果が確認されました．しかし，長期効果として総死亡，心血管イベントでは2群間に差を認めず，長期予後改善効果については有効な患者群の抽出が望まれます．

注意点として，トルバプタン投与後に数L以上の多量の尿が出て，1）急激な脱水，または2）急激な血中ナトリウム濃度の上昇から全身状態のバランスがかえってくずれる患者もいることに留意します．当面は，入院患者を対象に臨床投与が認められることになります．尿が多量に出て脱水になる可能性が高い場合は，飲水制限を解除し，必要に応じて脱水を予防するべく水分補給も行います．

---

footnote SIADH：syndrome of inappropriate secretion of antidiuretic hormone，抗利尿ホルモン分泌異常症候群
EVEREST：Efficacy of Vasopressin Antagonism in Heart Failure Outcome Study with Tolvaptan

03 治療

バソプレシン受容体拮抗薬　トルバプタン

適　応	ループ利尿薬で効果不十分な心不全における体液貯留
用法・用量	7.5〜15 mg/日，1日1回投与
副作用	脱水による血栓塞栓症，高ナトリウム血症，腎不全
注　意	1. 急激な脱水，高ナトリウム血症を生じることがあるので必ず入院のうえ投与する 2. 急激な循環血漿量の減少が望ましくない場合，7.5 mgから開始 3. 投与中は飲水制限を解除，脱水にならないよう必要に応じて水分補給する 4. 投与開始4〜6時間後には血清ナトリウムを測定

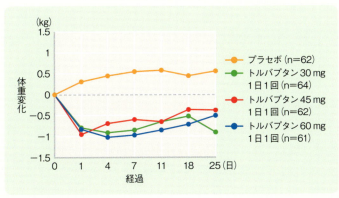

図1　トルバプタン投与開始後の体重変化

トルバプタン投与により，速やかな体重減少が認められた．第1日目からその効果が顕著に現れていることに留意．

（Gheorghiade, M et al: Circulation 2003; 107: 2690-2696 より引用）

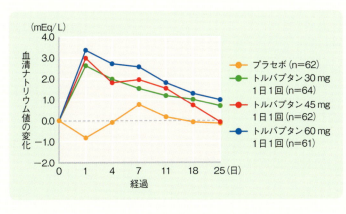

図2　トルバプタン投与開始後の血清ナトリウム値の変化

トルバプタン投与により，血清ナトリウム値の増加が認められた．第1日目からその効果が顕著に現れていることに留意．

（Gheorghiade, M et al: Circulation 2003; 107: 2690-2696 より引用）

POINT

トルバプタンはループ利尿薬抵抗性の水分貯留が認められる患者を対象に投与する．1）急激な脱水，2）急激な高ナトリウム血症をきたす症例があるので，尿量とナトリウム値に十分注意する

36 忘れられつつある薬剤ジギタリスの価値とは

　ジギタリス製剤は心不全治療において 200 年以上の歴史を持つ薬剤です．また，強心薬の中では唯一，生存率を悪化させない薬剤であり，少量で使用した場合，レニン – アンジオテンシン – アルドステロン系や，交感神経系の抑制作用があることも報告されています．しかし大規模試験はほとんど行われておらず，徐々に使用頻度が減少しています．

　ジゴキシンが社会的に取り上げられない原因は，薬価が安く製薬会社も積極的に支援していないからという理由もあります．著明な徐脈，催不整脈作用などがあり，中毒を起こしやすい薬剤で，腎機能不全患者，高齢者には使いにくいということも使用が敬遠されがちな理由です．

　過去にはどのような大規模試験があったのでしょうか．RADIANCE では，ジゴキシン，利尿薬，ACE 阻害薬を併用し，臨床的に安定した慢性心不全症例においてジゴキシン投与を休止した場合の影響が検討され，ジゴキシン中止群では心不全の悪化がみられました（N Engl J Med 1993; 329: 1-7）．

　DIG は，ジギタリス製剤の多施設試験の中では 7,788 例という，非常に大きな症例数の試験でした．洞調律の慢性心不全患者においてジゴキシンの死亡率，入院に対する効果が検討され，死亡においてはプラセボ群と差を認めませんでしたが，心不全悪化による入院，死亡をジゴキシン投与は抑制しました（N Engl J Med 1997; 336: 525-533）．

　注意しなければいけないことはジゴキシンの血中濃度で，DIG の後解析では血中濃度が低めの 0.5〜0.9 ng/mL 以下の症例において死亡，心不全入院ともに抑制されていたことです（Eur Heart J 2006; 27: 178-186，図 1）．

　結論として，ジゴキシンは心不全患者において，入院回避，QOL の改善には役立つ可能性はあります．血中濃度を低めに設定することで，安全に使用できます．第一選択

---

footnote　RADIANCE : Randomized Assessment of the Effect of Digoxin on Inhibitors of the Angiotensin-Converting Enzyme Study
DIG : Digitalis Investigation Group

ジギタリス製剤	ジゴキシン

適　応	うっ血性心不全，心房細動による頻脈
用法・用量	1日 0.125～0.25 mg（場合により 0.5 mg）
副作用	ブロック，食欲不振，催不整脈作用
注　意	高齢者は中毒を生じやすいため，0.125mg 以下を用いる 腎不全患者では血中濃度が上昇する

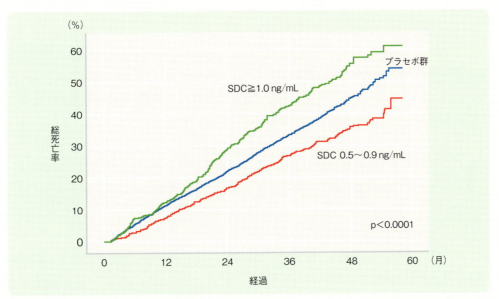

図1　血中ジゴキシン濃度による生存曲線
血中ジゴキシン濃度（SDC）が 0.5～0.9 ng/mL の患者の総死亡はプラセボ群と比較して改善したが，1.0 ng/mL 以上の患者では改善しなかった．
（Ahmed, A et al: Eur Heart J 2006; 27: 178-186 より引用）

薬ではありませんが，治療抵抗性の頻脈を伴う心不全患者には徐拍化のために追加投与を検討してもよい薬剤です．なお，ジゴキシン以外のジギタリス製剤には明らかなエビデンスはありません．

POINT

治療抵抗性の頻脈を伴う心不全患者には徐拍化のために追加投与を検討してもよいが，血中濃度が高くならないように注意する

37 経口強心薬は重症心不全，末期心不全で考慮

　経口強心薬は現在，長期予後改善効果はなく，むしろ心臓に鞭打つこととなって長期予後を悪化させる場合が多いことが知られています．したがって，経口強心薬が慢性心不全治療において使用されることは大変少なくなりました．現状では末期心不全患者のQOLや身体活動能力を改善するための一環として使用されることがほとんどです．現在，わが国ではピモベンダン，デノパミン，ドカルパミンが認可されていますが，実際にはピモベンダン以外の使用は限られています．

　ピモベンダンはホスホジエステラーゼ（PDE）阻害作用に加えてカルシウム感受性増強作用を持ち，当初はカプセルのみでしたが，錠剤も登場しました．EPOCHでは，ピモベンダンは日本人において予後を悪化させることなく，有意に身体活動指数を改善したことが報告されています（Circ J 2002; 66: 149-157，**図1，2**）．

　もうひとつの経口強心薬の使用方法として，海外ではあまり検討されていませんが，日本では重症心不全患者に対するβ遮断薬の導入に，一時的に経口強心薬を併用することがあります（Am J Cardiol 2000; 85: 1495-1497）．

　このように，経口強心薬は，末期心不全患者においてのQOLの改善目的やβ遮断薬導入困難例への投与など，限られた場面でしか使用されません．

---

footnote　EPOCH：Effects of Pimobendan on Chronic Heart Failure

経口強心薬	ピモベンダン
適 応	心不全
用法・用量	2.5〜5.0 mg/日，1日1回投与
副作用	上室性，心室性不整脈の増加
注 意	心不全の標準的治療ではない

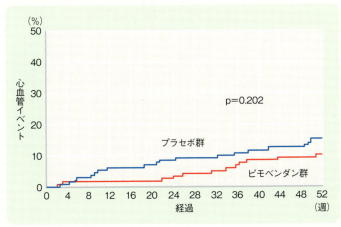

図1 ピモベンダンの心不全患者の予後への影響

ピモベンダンは，心血管イベントについてプラセボと同等であった．
（EPOCH Study Group: Circ J 2002; 66: 149-157 より引用）

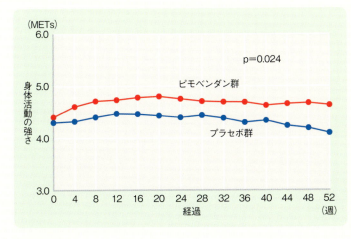

図2 ピモベンダンの身体活動への効果

ピモベンダンは身体活動をプラセボ群と比較して有意に改善した．
（EPOCH Study Group: Circ J 2002; 66: 149-157 より引用）

POINT

経口強心薬の使用目的は，末期心不全における身体活動能力の改善，β遮断薬導入困難例への投与などきわめて限られる

心筋梗塞後の心不全患者の必須薬 1
アスピリン

　収縮能が低下した心不全患者では ACE 阻害薬または ARB と β 遮断薬が予後改善目的のために必須基本治療薬として推奨されていることはすでに述べました．心不全発症は①の図 3 で述べたように，高血圧などから左室肥大を介する経路と，心筋梗塞を介する経路があります．高血圧を合併した心不全患者は㊾を参照いただきたいのですが，心筋梗塞を合併した心不全患者ではアスピリンと次に述べるスタチン㊴が重要な意義を持ちます．

　ATT メタ解析では，アスピリンの心筋梗塞既往患者における心血管イベント抑制効果が示されています（BMJ 2002; 324: 71-86）．また，日本からの報告である JAMIS では，急性心筋梗塞後の患者においてアスピリン投与が再梗塞を抑制しました（Am J Cardiol 1999; 83: 1308-1313，図 1）．これらの結果から心筋梗塞後に生じた心不全の場合，心筋梗塞の二次予防目的として抗血小板薬であるアスピリンを投与します（表 1）．ただし，心不全の病態に対して，抗血小板薬を投与する意義はありませんので，冠動脈疾患を合併していない心不全患者にアスピリンは不要です．

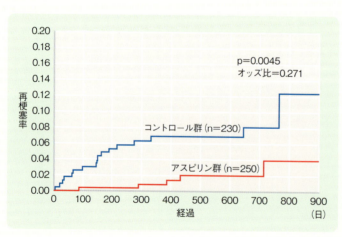

図 1　日本人における急性心筋梗塞後のアスピリンによる二次予防効果
アスピリン投与により，再梗塞が抑制された．
(Yasue, H et al: Am J Cardiol 1999; 83: 1308-1313 より引用)

footnote　ATT：Antithrombotic Trialists' Collaboration
　　　　　JAMIS：Japanese Antiplatelets Myocardial Infarction Study

03 治療

抗血小板薬	アスピリン
適 応	狭心症における血栓形成抑制
用法・用量	1日1回 100 mg
副作用	消化性潰瘍

表1 抗血小板・抗凝血薬*

クラスⅠ
1. 禁忌がない場合のアスピリン（81～162 mg）の永続的投与． （エビデンスA）
2. アスピリンが禁忌の場合のトラピジル（300 mg）の投与． （エビデンスB）
3. 左室，左房内血栓を有する心筋梗塞，重症心不全，左室瘤，発作性および慢性心房細動，肺動脈血栓塞栓症を合併する症例，人工弁の症例に対するワルファリンの併用． （エビデンスA）
4. 冠動脈ステントを留置された場合の低用量アスピリンとチエノピリジン系抗血小板薬との併用． （エビデンスA）

クラスⅡa
1. 低用量アスピリン（81 mg）とジピリダモール（150 mg）またはチクロピジン（200 mg）との併用． （エビデンスB）
2. 閉塞性動脈硬化症または脳梗塞を合併する場合のクロピドグレルの単独投与． （エビデンスB）
3. 閉塞性動脈硬化症を合併する場合のシロスタゾールとの併用． （エビデンスB）
4. アスピリンが禁忌の場合のクロピドグレルの投与． （エビデンスB）

クラスⅡb
1. アスピリンが禁忌の場合のチクロピジンの投与． （エビデンスC）
2. アスピリンおよびチクロピジン禁忌例でのシロスタゾール，サルポグレラートの投与． （エビデンスB）
3. アスピリン投与が禁忌あるいは困難である症例におけるPT-INR2.0～3.0でのワルファリン投与． （エビデンスB）

クラスⅢ
ジピリダモールの単独投与． （エビデンスB）

（日本循環器学会．心筋梗塞二次予防に関するガイドライン（2011年改訂版）．http://www.j-circ.or.jp/guideline/pdf/JCS2011_ogawah_h.pdf（2018年3月閲覧）より引用）
*心筋梗塞の二次予防における抗血小板・抗凝血薬

POINT

心筋梗塞後心不全ではACE阻害薬，ARB，β遮断薬以外に，二次予防目的としてアスピリンを考慮する

39 心筋梗塞後の心不全患者の必須薬 2
スタチン

　HMG-CoA 還元酵素阻害薬（スタチン）は LDL コレステロールを最も効果的に低下させる薬ですが，心不全患者にスタチンを投与すると心機能の改善が得られるという少数例の報告がなされたため，CORONA（N Engl J Med 2007; 357: 2248-2262），GISSI-HF（Lancet 2008; 372: 1231-1239）という多施設試験が行われました．しかし，その結果はスタチン投与群に心血管イベント抑制効果は認められず，現在では心不全症状の改善目的でスタチンが処方されることはありません．

　心不全患者においてスタチンが必要となるのは，心機能改善目的ではなく，冠動脈疾患が合併していた場合です．冠動脈疾患を合併していた場合は，冠動脈内のプラークを安定させるためにスタチンを投与します．NIPPON DATA 80 のデータではコレステロール値が高くなると，将来の冠動脈疾患死亡が増加することが示されています（図1）．また，心筋梗塞後の患者ではスタチン投与により LDL コレステロール値を低下させたほうが，冠動脈イベントが低下することが示されています（J Am Coll Cardiol 2004; 43: 2142-2146，図2）．したがって，心不全患者が冠動脈病変を合併していた場合，そのリスクコントロールは強力に行うべきであり，スタチンは冠動脈疾患の一次予防，さらに心筋梗塞後の二次予防目的として使用される必須の薬です．高血圧，脂質異常症，糖尿病合併についての項もご参照ください（㊾参照）．

---

footnote
CORONA：Controlled Rosuvastatin Multinational Trial in Heart Failure
GISSI-HF：Gruppo Italiano per lo Studio della Sopravvivenza nell' Infarto Miocardico Heart Failure
NIPPON DATA：National Integrated Project for Prospective Observation of Non-communicable Disease And its Trends in the Aged

03 治療

HMG-CoA 還元酵素阻害薬　スタチン（ピタバスタチン例）

- **適　応**：高コレステロール血症
- **用法・用量**：1日1回　夕食後1〜2 mg
- **副作用**：肝機能異常，CK上昇，まれではあるが横紋筋融解症の可能性

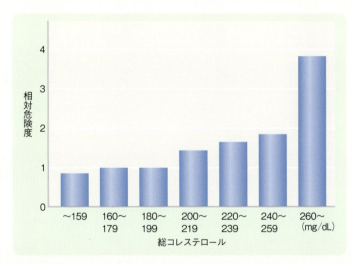

図1　総コレステロール値と冠動脈疾患死亡の相対危険度（男女）（NIPPON DATA 80より）

コレステロール値が高くなると冠動脈疾患死亡の危険度が増加する．

(Okamura, T et al: Atherosclerosis 2007; 190: 216-223より引用)

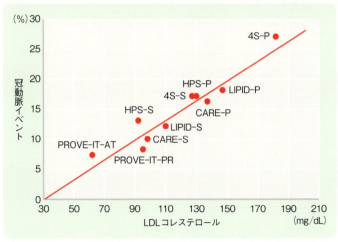

図2　スタチンによる冠動脈疾患二次予防効果

LDLコレステロール値が低いほど，冠動脈イベント発症率は低下した．4S：Scandinavian Simvastatin Survival Study, CARE：Cholesterol And Recurrent Events trial, HPS：Heart Protection Study, LIPID：Long-term Intervention with Pravastatin In Ischemic Disease trial, PROVE-IT：Pravastatin or atorvastatin Evaluation and Infection Therapy trial

(O'Keefe, JH Jr et al: J Am Coll Cardiol 2004; 43: 2142-2146より引用)

POINT

心筋梗塞後心不全では二次予防目的としてスタチンを考慮する

40 心房細動合併時の抗凝固薬1 ワルファリン

　心房細動は心不全に合併することが多い不整脈ですが（②参照），血栓予防のために抗凝固療法が必要です．血栓塞栓症は一度発症すると大きな脳梗塞を生じることが多く，予後不良です．したがって，持続性心房細動以外に発作性心房細動でも，認知症や出血性疾患がない限り抗凝固薬投与を考慮します．

　心房細動による脳梗塞発症のリスク評価として $CHADS_2$ スコアがあります（図1）．スコアが上昇すると脳梗塞発症が増加することにより，1点以上のリスクではダビガトランかアピキサバンを，2点以上のリスクではダビガトラン，リバーロキサバン，アピキサバン，エドキサバンまたはワルファリンを投与することが「心房細動治療（薬物）ガイドライン（2013年改訂版）」でもすすめられています．実際には，心不全患者では高血圧，糖尿病の合併が多く，高齢者でもあることより（②参照），心房細動があれば必ず抗凝固薬投与の対象となります．

　この項目では歴史的に先に登場したワルファリンについて述べます．ワルファリンの至適用量はINRを用いて調整しますが，日本人ではINRが1.6未満では脳梗塞予防効果がなく，2.6以上では重篤な出血性合併症が高齢者でみられるため，INR 2.0前後を中心にコントロールします（図2）．ただし，心筋梗塞後の患者ではさらにアスピリンやチクロピジン，クロピドグレルなどの抗血小板薬が投与されていることが多く，高齢者の突然の吐下血に遭遇することもしばしばあります．

　注意点として，ビタミンKを含む納豆，青汁，クロレラで効果が減弱し，食事摂取量が減ったり（感冒，インフルエンザ，肺炎などを併発したときに要注意），抗生物質を使用すると急激にINRが延長します．

　また，最近はワルファリンを投与している患者が他疾患の手術を受ける機会も多くなっています．抜歯や白内障手術ではワルファリンは中止せず，ワルファリンを中止する必要のある手術時は入院のうえ，ヘパリンに置き換えることがすすめられています．

footnote　INR：international normalized ratio，国際標準比

抗凝固薬	ワルファリン
適 応	血栓塞栓症の治療および予防
用法・用量	INRをモニターして投与する．個人差が大きいが1日1.5〜5 mgくらいの投与量になる
副作用	出血（脳出血，吐血，下血）
注 意	ビタミンKで中和できるが，最近は手術時でもなるべく中止せず，必要に応じてヘパリン点滴に置き換える

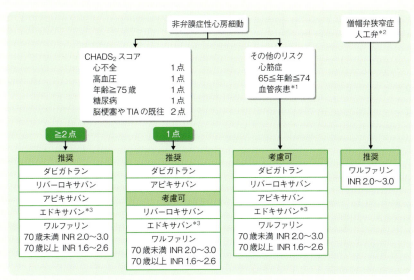

図1 心房細動における抗血栓療法

同等レベルの適応がある場合，新規経口抗凝固薬がワルファリンよりも望ましい．
[*1]：血管疾患とは心筋梗塞の既往，大動脈プラーク，および末梢動脈疾患などをさす．
[*2]：人工弁は機械弁，生体弁をともに含む．
[*3]：2013年12月の時点では保険適応未承認．
（日本循環器学会．心房細動治療（薬物）ガイドライン（2013年改訂版）．http://www.j-circ.or.jp/guideline/pdf/JCS2013_inoue_h.pdf（2018年3月閲覧）より引用）

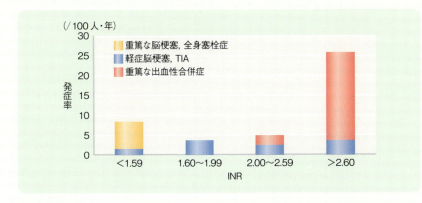

図2 INRごとの脳血管障害発症率

対象は非弁膜症性心房細動を塞栓源とする心原性脳塞栓症の既往を有しワルファリン療法を行っている203例．INRが1.6未満で重篤な脳梗塞や全身塞栓症が増加し，INRが2.6以上では重篤な出血性合併症が急増する．重篤な虚血と重篤な出血の大部分は高齢者であった．
（Yasaka, M et al: Intern Med 2001; 40: 1183-1188より引用）

POINT

心房細動合併時は，抗凝固療法を考える

41 心房細動合併時の抗凝固薬2 直接作用型経口抗凝固薬（DOAC）

　血液凝固カスケードは，血小板，血管内皮細胞の生体膜であるリン脂質がわずかに傷害されて，ごく微量の組織因子（TF）が血漿中に露出し，Ⅶa因子とTF-Ⅶa複合体を形成することから始まり，情報を100万倍以上に増幅し，フィブリンを形成します．ワルファリンが複数の凝固因子（Ⅱ，Ⅶ，Ⅸ，Ⅹ因子）を標的とするのに対し，DOACであるⅩa阻害薬（リバーロキサバン，アピキサバン，エドキサバン）やトロンビン阻害薬（ダビガトラン）はそれぞれ，Ⅹa因子とトロンビンを直接阻害します（図1）．

　RE-LYは，心房細動患者を対象にした，トロンビン阻害薬ダビガトランとワルファリンの比較試験ですが，1）塞栓症の発症率はダビガトラン高用量群ではワルファリン群より低く，ダビガトラン低用量群はワルファリン群と同等，2）大出血はダビガトラン高用量群とワルファリン群が同等で，低用量群はワルファリン群より低いという結果でした（N Engl J Med 2009; 361: 1139-1151）．

　DOACはいずれもワルファリンと同等の血栓予防効果を示し，出血の副作用はワルファリンより低いことが報告されています．高齢者や腎機能低下患者でもDOACを減量基準に沿った低用量で用いることで，その効果と安全性は認められます．

　これらDOACはワルファリンと異なり，INRを測定して調整する必要がありません．また，ワルファリンの効果は内服開始から発現までに数日かかり，内服を中止しても数日効果が持続するのに対し，DOACは投与後数時間で効果が認められ，中止後速やかに効果は消失します．

　薬価が高いのが難点ですが，その使いやすさと安全性から先進国ではワルファリンよりもDOACの処方量が増加しています．使用法を表1に示します．

footnote
DOAC：direct oral anticoagulant
RE-LY：Randomized Evaluation of Long-Term Anticoagulation Therapy

抗凝固薬	ダビガトラン
適　応	非弁膜症性心房細動患者における塞栓症の発症抑制
用法・用量	1回 150 mg, 1日2回　高齢者・腎機能低下患者などは必要に応じて1回 110 mg, 1日2回へ減量
副作用	出血
注　意	高齢者, 腎機能低下例では作用が増強しやすい

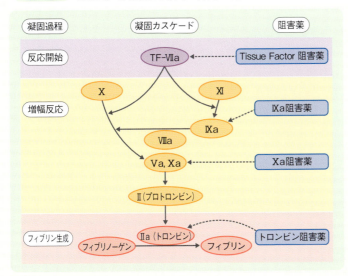

図1　血液凝固カスケードと抗凝固薬の作用機序

(Umer Usman, MH et al: J Interv Card Electrophysiol 2008; 22: 129-137 より引用改変)

表1　DOACの使用法

DOAC	通常用量	減量基準	低用量
ダビガトラン（プラザキサ®）	150 mg を1日2回	・Ccr50 mL/分未満（考慮） ・P糖蛋白阻害剤（考慮） ・出血リスク高い（70歳以上, 消化管出血の既往）（考慮）	110mg を1日2回
リバーロキサバン（イグザレルト®）	15 mg を1日1回	・Ccr50 mL/分未満	10mg を1日1回
アピキサバン（エリキュース®）	5 mg を1日2回	・80歳以上, クレアチニン1.5 mg/dL以上, 体重60kg以下のうち2項目以上満たす	2.5mg を1日2回
エドキサバン（リクシアナ®）	60mg を1日1回	・Ccr50 mL/分未満 ・P糖蛋白阻害剤 ・体重60 kg以下	30mg を1日1回

(添付文書より作成)

POINT

DOACはワルファリンよりも安全性, 有効性が高い. 高齢者・腎機能低下患者などでは減量基準に沿って低用量にする

42 アミオダロンの突然死予防効果は期待しすぎない程度に

　1990年代初頭，CASTにより，I群抗不整脈薬は不整脈抑制効果を示すにもかかわらず，心機能抑制効果や催不整脈作用を介して，かえって突然死の頻度を高めることが報告されました（N Engl J Med 1991; 324: 781-788）．このため，抗不整脈薬の多くは慢性心不全にみられる不整脈に対して漫然と使用することは避けるべきと考えられています．その後，特にIII群抗不整脈薬であるアミオダロンに注目が集まることになりました．

　アミオダロンの効果は，1）抗不整脈作用を介した突然死予防と，2）心房細動患者における洞調律維持とに分けられます．心不全におけるそれぞれの代表的な試験として，GESICAでは心拍数の多いうっ血性心不全患者においてアミオダロンは生存率を改善し（Lancet 1994; 344: 493-498），CHF-STATでは心不全に心房細動を有する患者において，アミオダロンにより洞調律に回復した患者では死亡率が有意に低下したことが報告されました（N Engl J Med 1995; 333: 77-82）．

　一方，デバイス治療として突然死予防に植込み型除細動器（ICD）が普及しています．致死性不整脈を有する患者におけるICDとアミオダロンの比較は，MADIT-II（N Engl J Med 2002; 346: 877-883），SCD-HeFT（N Engl J Med 2005; 352: 225-237，図1）などの試験において検討され，心不全患者においてはICDのほうがアミオダロンよりも突然死予防効果が大きいことが報告されています．このため，致死性不整脈を伴った心不全患者の突然死予防目的においては，ICDを第一選択とし，アミオダロンはICD頻回作動患者のQOL改善目的など補助的に使用します（JAMA 2006; 295: 165-171）．

　アミオダロンは有用性の高い薬剤ではありますが，ヨウ素に関連した甲状腺の障害，肺線維症などの多種多様な副作用が問題となっています．

---

footnote
CAST : Cardiac Arrhythmia Suppression Trial
GESICA : Grupo de Estudio de la Sobrevida en la Insuficiencia Cardiaca en Argentina
CHF-STAT : Congestive Heart Failure: Survival Trial of Antiarrhythmic Therapy
ICD : implantable cardioverter defibrillator
MADIT : Multicenter Automatic Defibrillator Implantation Trial
SCD-HeFT : Sudden Cardiac Death in Heart Failure Trial

抗不整脈薬	アミオダロン

- **適　応**　生命に危険のある再発性不整脈
- **用法・用量**　1日200 mg
- **副作用**　間質性肺炎，甲状腺機能異常，角膜色素沈着，QT延長，催不整脈作用
- **注　意**　高用量にするほど副作用が多くなるため，致死性不整脈に対してはICDも考慮する

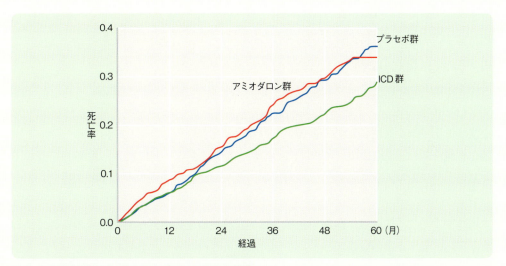

図1　心不全患者におけるアミオダロンとICDの効果
SCD-HeFTでは，心不全患者においてICDは生存率改善効果を認めたが，アミオダロンには認めなかった．
（Bardy, GH et al: N Engl J Med 2005; 352: 225-237より引用）

POINT

アミオダロンを高用量にすると副作用の頻度が高くなるため，致死性不整脈にはアミオダロンを高用量にするよりもICD植込みを検討する

43 不整脈のデバイス治療
心臓再同期療法と植込み型除細動器

心臓再同期療法（CRT）

しばしば心不全患者では左脚ブロックの心電図を認めますが，これは心室内の伝導障害を示しており，QRS幅の増大は心不全の予後悪化因子です．また，多くの場合，QRS幅の増大は左室が一度に同期して収縮するのではなく，収縮のずれ（非同期性，dyssynchrony）を生じるために心拍出量の減少，僧帽弁逆流，心室リモデリングを生じて心不全を悪化させます．このために，CRTでは右室ペーシングリードに加え，冠静脈を介して左室自由壁にもリードを留置し，左室を両方から同時にペーシングします（図1）．

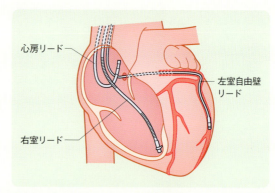

図1　CRTペーシングリードの模式図

再同期することにより，急性期効果として収縮期血圧の上昇，心拍出量の増加，肺動脈楔入圧の低下，僧帽弁逆流の減少が認められることが多く，慢性期効果として心筋リモデリングの改善が認められ，生存率の改善も報告されています（N Engl J Med 2005; 352: 1539-1549）．CRTに反応しない症例（non responder）もあるのですが，現状では事前に十分な予測はできません．CRTの適応については時代とともに変遷していますが，「最適の薬物治療でも心不全症状のある，EF 35％以下，左脚ブロックでQRS幅120〜150 msec以上の洞調律の患者」というのが最近の基準です．QRS幅が狭い症例へのCRTは効果が少ないと考えられる一方で，NYHAの分類で軽症のときからの積極的CRTの使用に肯定的な論文もあり，今後の検討課題です．

植込み型除細動器（ICD）

心不全の死因の30〜40％が突然死とされており，多くは心室細動によると思われています．しかし，抗不整脈薬を使用すると不整脈数は減少しますが，長期予後はかえっ

---

footnote
CRT：cardiac resynchronization therapy
ICD：implantable cardioverter defibrillator
NYHA：New York Heart Association，ニューヨーク心臓協会
COMPANION：Comparison of Medical Therapy, Pacing, and Defibrillation in Heart Failure

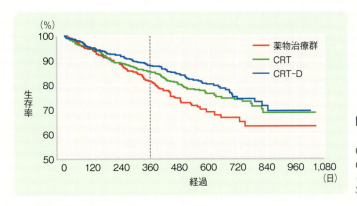

図2　心不全症例におけるCRT-Dの効果（COMPANIONより）
CRT-Dは薬物治療群と比較して，CRTよりも予後を改善させた．
（Bristow, MR: N Engl J Med 2004; 350: 2140-2150より引用）

て悪化することが知られており（㊷参照），ICDが急速に普及することになりました．現在のICDは電気ショック以外に，持続性単形性心室頻拍に対する抗頻拍ペーシング，徐脈に対するペーシング機能も備えています．欧米では非持続性心室頻拍が確認されていなくても，心筋梗塞後の高度左室機能低下例は一次予防としてICDの適応とされています．一方，わが国では心筋梗塞後の症例でも血行再建術や薬物治療が丁寧に行われるために，いまだこのようなICDの使用に関しては慎重です．

　また，薬物治療導入直後の突然死高リスク例では，薬剤の効果が判明するまで着用型自動除細動器の導入も進んでおり，ICDの適応判定期間のブリッジとしての有用性が報告されています．

両室ペーシング機能付き植込み型除細動器（CRT-D）

　CRT-DはCRTにICD機能を加えたデバイスです．COMPANIONでは，CRT-Dは薬物治療群に比較して死亡率を減少させました（N Engl J Med 2004; 350: 2140-2150，図2）．したがってCOMPANION以後，CRTとICDの両方の適応があればCRT-Dがすすめられ，CRT症例の80％ほどはCRT-Dとされています．

POINT

標準治療を十分行ったうえで非同期性によって心不全が悪化する場合，CRTの適応．標準治療を十分行ったうえで致死性不整脈の発生が予想される場合，ICDの適応となる

心房細動治療（薬物治療版）
リズムコントロール vs レートコントロール

　慢性心不全患者において心房細動の合併は多く，30％以上に認められます（②参照）．心不全が悪化して心房細動を合併したのか，心房細動が最初に生じて心不全になったのか臨床的には判断しにくい症例も多いのですが，無治療ですと予後も悪化します．1）血栓塞栓症が発生しやすく，2）心不全悪化も生じやすくなりますので，それぞれ1）抗凝固療法と，2）収縮能が低下した場合の心不全の基本治療（ACE阻害薬またはARBとβ遮断薬）は必須治療です．ただし，心房細動患者ではβ遮断薬の効果が洞調律患者より悪い可能性が指摘されています（Lancet 2014; 384: 2235-2243）．

　そうした基礎治療を行ったうえで，さらに心房細動を除細動するのがよいのか（リズムコントロール），心拍数の調整だけでよいのか（レートコントロール）論争が続いています．対象を心不全患者に限定しない心房細動についてはAFFIRM（N Engl J Med 2002; 347: 1825-1833）では，リズムコントロールとレートコントロールでは死亡率において差を認めないと報告されました（**図1**）．

　EF 35％以下の慢性心不全を合併した心房細動についても同様の検討がなされ，両群間において死亡，脳卒中の発生に有意差は認めませんでした（N Engl J Med 2008; 358: 2667-2677，**図2**）．

　一方でわが国におけるJ-RHYTHMの発表によると，発作性心房細動症例での検討では，リズムコントロール群のほうがレートコントロール群より無イベント率が有意に高く，QOLの観点からリズムコントロールが推奨されるという結果でした．まずリズムコントロールを試みるが，無効と思われた時点でレートコントロールに速やかに切り替えるというのが好まれています（Circ J 2009; 73: 242-248）．ただし，心房細動の除細動化にあたっては，心房内血栓がないか，十分な抗凝固療法が行われているかの確認が必要です．また，心房細動が持続した場合，頻脈の調整をどの程度厳しくするかが問題となりますが，心拍数が70/分以下になると予後が悪化するという報告もあり，適切な心拍数は個人によって異なるようです（Clin Ther 2015; 37: 2215-2224）．

---

footnote
AFFIRM：Atrial Fibrillation Follow-up Investigation of Rhythm Management
J-RHYTHM：Japanese Rhythm Management Trial for Atrial Fibrillation

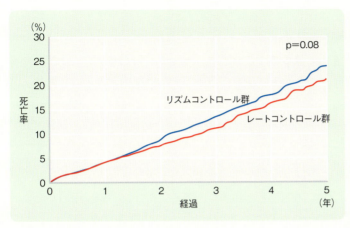

図1 心房細動患者におけるリズムコントロール vs レートコントロール

心房細動患者において，リズムコントロール群とレートコントロール群に死亡率の差は認められなかった．

(Wyse, DG et al: N Engl J Med 2002; 347: 1825-1833 より引用)

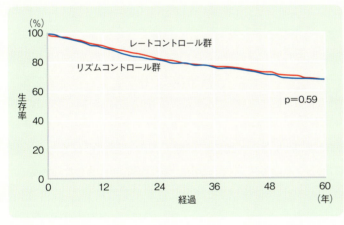

図2 心不全患者の心房細動におけるリズムコントロール vs レートコントロール

心房細動を合併した心不全患者において，リズムコントロール群とレートコントロール群に生存率の差は認められなかった．

(Roy, D et al: N Engl J Med 2008; 358: 2667-2677 より引用)

POINT

慢性心不全に合併した心房細動は，1）抗凝固療法と，2）心不全治療を基礎治療として行っているという条件下では，リズムコントロールとレートコントロールは心血管イベント発生において同等のリスクである

45 心房細動治療（非薬物治療版）アブレーション

　心不全に合併する心房細動は，1）心房細動の期間が長く，2）左房拡大を認めるために，カテーテルによる非薬物治療であるアブレーションが困難で，心タンポナーデや血栓塞栓症などの合併症の頻度も上昇することが予想されます．したがって，心不全に合併した心房細動治療の基本は㊹でも述べたように，「1）抗凝固療法と，2）心不全の基礎治療のうえに，薬剤によるリズムコントロールあるいはレートコントロール」であり，心不全に合併した心房細動に対するアブレーションは，第一選択ではありません．

　明らかに心房細動による心不全症状悪化への関与が強いと予想される症例もあり，洞調律へ戻すためにアミオダロンの適応です．しかし，アミオダロンも副作用のために長期的には使用しにくく，こういった症例にこそ根本的な心房細動の治療が望まれます．心不全患者の心房細動に対して積極的にアブレーションを行った先進的な報告として，Hsu らは左室駆出率 45％以下の心不全と心房細動を有する症例に左房アブレーションを施行し，左室リモデリングが改善することを報告しています（N Engl J Med 2004; 351: 2373-2383，図 1）．また，PABA-CHF（N Engl J Med 2008; 359: 1778-1785）では，左室駆出率 40％以下の心不全と心房細動を有する症例に「心房細動アブレーション vs 房室結節アブレーション＋心臓再同期療法」という，いわば心房細動治療における「リズムコントロール vs レートコントロール」のアブレーション版が行われました．その結果，心房細動アブレーション群にのみ心不全スコアと運動対応能の改善が認められました（図 2）．つまり，心不全を合併した心房細動のアブレーションは，困難が予想されるものの，アブレーションに成功すると，心不全の改善が見込めることが示唆されます．

　さらに，心房細動の肺静脈隔離カテーテルアブレーションにより，収縮能が改善したというメタ解析もあります（Heart Lung Circ 2015; 24: 270-280）．心血管イベントが抑制されたという報告も CASTLE-AF よりされました（N Engl J Med 2018; 378: 417-427）．しかし，さらに長期成績となると心不全患者では高い心房細動の再発率が予測され，今後の検討が必要です．

---

footnote
PABA-CHF：Pulmonary Vein Antrum Isolation versus AV Node Ablation with Bi-Ventricular Pacing for Treatment of Atrial Fibrillation in Patients with Congestive Heart Failure
CASTLE-AF：Catheter Ablation versus Standard Conventional Therapy in Patients with Left Ventricular Dysfunction and Atrial Fibrillation

図1 心不全＋心房細動患者における心房細動アブレーションの効果
心房細動アブレーション後，心筋リモデリングの改善が認められた．
(Hsu, LF et al: N Engl J Med 2004; 351: 2373-2383 より引用)

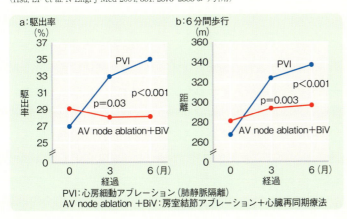

図2 心房細動アブレーション vs 房室結節アブレーション＋心臓再同期療法

心房細動アブレーション群では，長期的に収縮力（a），6分間歩行（b）とも改善したが，房室結節アブレーション＋心臓再同期療法群では変化を認めなかった．
(Khan, MN: N Engl J Med 2008; 359: 1778-1785 より引用)

POINT

心不全患者における心房細動のアブレーション治療は，現在は第一選択の治療ではないが，根本的な改善効果が期待されるため，検討中の課題である

拡張機能障害の治療は, 心不全発症のリスクの段階からスタート

　疫学的には収縮能が低下した心不全患者の予後は時代とともに少しずつ改善してきているのに対して, 収縮能が保持された心不全患者では予後の改善がみられていません (N Engl J Med 2006; 355: 251-259) (⑥参照). また, 収縮能が保持されている心不全患者への代表的な前向きの大規模試験として, ACE阻害薬ペリンドプリルのPEP-CHF (Eur Heart J 2006; 27: 2338-2345), ARBカンデサルタンのCHARM-Preserved (Lancet 2003; 362: 777-781), ARBイルベサルタンのI-PRESERVE (N Engl J Med 2008; 359: 2456-2467) がありますが, 予後改善は認められておらず (図1), せいぜい心不全入院の回避がみられる程度です. その理由は, 収縮能が保持されている患者は収縮能が低下した患者よりも高齢であり併存症が多く, 血管が硬いために薬剤の効果が出にくいなどと推測されています. これらの事実を考え合わせると, もはや心不全を発症する段階では, 収縮能が保持された心不全患者の薬剤介入は困難です. では, 「高血圧から心不全」という過程での介入はどうでしょうか?

　「高血圧から心肥大を介して心不全」が発症するという仮説は一般的に受け入れられていると思います (①参照). 高血圧の多施設試験においても, 「心不全入院」というエンドポイントや「新規心不全発症」の抑制というエンドポイントが設定されています. たとえばALLHAT (JAMA 2002; 288: 2981-2997, ACE阻害薬リシノプリル, 降圧利尿薬クロルタリドン, カルシウム拮抗薬アムロジピンを比較) や, HYVET (N Engl J Med 2008; 358: 1887-1898, プラセボ vs 降圧利尿薬インダパミド) くらいの年代の試験から「心不全」という評価項目があります. 拡張機能障害患者は高齢, 女性, 高血圧合併例に多くみられるとされており, 高血圧の多施設研究に組み入れられた患者には当然, 拡張機能障害心不全が多く含まれていると推測できます. 実際, ALLHATのサブ解析で, クロルタリドンは他の薬剤と比較して有意に拡張機能障害心不全の入院 (図2) と, 収縮機能障害心不全の入院をともに抑制することが報告されています (Circulation 2008; 118: 2259-2267). VALIDDでは, 拡張機能障害心不全を併発した高血圧患者に対する降圧により, 拡張能の指標であるE'がARBバルサルタン群では0.6 cm/s増加, バルサルタン非使用群では0.44 cm/sと, 拡張能がわずかではあるが前後比較で有意に改善することが示され

---

footnote
PEP-CHF : Perindopril in Elderly People with Chronic Heart Failure
CHARM : Candesartan in Heart Failure-Assessment of Reduction in Mortality and Morbidity
I-PRESERVE : Irbesartan in Heart Failure with Preserved Ejection Fraction
ALLHAT : Antihypertensive and Lipid-Lowering Treatment to Prevent Heart Attack Trial
HYVET : Hypertension in the Very Elderly Trial
VALIDD : Valsartan in Diastolic Dysfunction

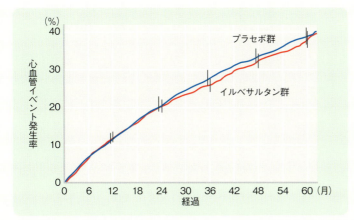

図1 I-PRESERVEの結果
拡張機能障害の心不全患者に対し、イルベサルタンを投与したが、心血管イベントの抑制は認められなかった。
(Massie, BM et al: N Engl J Med 2008; 359: 2456-2467 より引用)

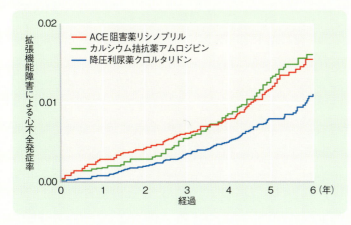

図2 ALLHATの拡張不全抑制結果
降圧利尿薬クロルタリドンは拡張機能障害による心不全発症を抑制した。
(Divis, BR et al: Circulation 2008; 118: 2259-2267 より引用)

ています（両群間の有意差はなし，p＝0.29）(Lancet 2007; 369: 2079-2087)．

　まとめると，いったん心不全を発症してしまうと拡張機能障害の治療は大変困難になりますが，高血圧という心不全を発症する以前の段階であれば，拡張能を改善し，心不全発症を抑制することが可能であると考えられます．

POINT

  高血圧は，拡張機能障害予防のためにも十分降圧する

47 心不全に多い腎不全の合併，心腎連関の介入点の検討

　心不全には腎不全合併が多く，心臓と腎臓は独立した予後不良因子であり，また心不全と腎不全は互いに病態を悪化し合うことから「心腎連関」の概念が提案されました．観察開始時の腎機能だけでなく，治療経過中のわずかなクレアチニンの上昇も予後不良因子として報告されてきました．しかし，急性心不全治療においては注意が必要で，クレアチニンの上昇がうっ血解除の効果として認められる場合，その予後はそれほど悪くないことが報告されています（**図1**）．

　さて，心腎連関の悪化機序ですが，いくつかの切り口に分けられることが報告されています（Circulation 2010; 121: 2592-2600）．

1. 心不全による低心拍出量が腎血流を低下させ，腎機能が悪化するという説．この説は古くからあります．しかし，急性心不全に右心カテーテル検査を行ったESCAPEでは，心拍出量と腎機能の間に相関を認めず，心拍出量が改善しても腎機能は改善しませんでした（J Am Coll Cardiol 2008; 51: 1268-1274）．したがって，現在この説だけでは心腎連関を説明できないとされています．
2. もうひとつ機序として大事なのが腹腔内圧上昇説，腎うっ血説です．急性心不全患者において利尿後の腹腔内圧の減少がクレアチニン値の減少と相関することが示されています（J Am Coll Cardiol 2008; 51: 300-306）．また，中心静脈圧の上昇が腎機能の悪化と相関することも報告されました（J Am Coll Cardiol 2009; 53: 582-588）．したがって，最近では適切な利尿薬を早期に使用してうっ血を除去することも腎機能の保持にはよいと考えられています．もちろん，過度の利尿薬の使用は腎機能を悪化すると予想されます（㉞参照）．
3. 上記2つの説でだいたい説明できるとされますが，その他の機序として交感神経系活性説．治療抵抗性高血圧患者においてカテーテル治療を用いて交感神経を焼却すると，GFRが改善した患者が存在したことより，心腎連関には交感神経の関与もあると思われますが，詳細は不明です（Lancet 2009; 373: 1275-1281）．
4. レニン－アンジオテンシン－アルドステロン系説．高血圧患者，糖尿病性腎症患者

---

footnote ESCAPE：Evaluation Study of Congestive Heart Failure and Pulmonary Artery Catheterization Effectiveness
GFR：glomerular filtration rate，糸球体濾過値

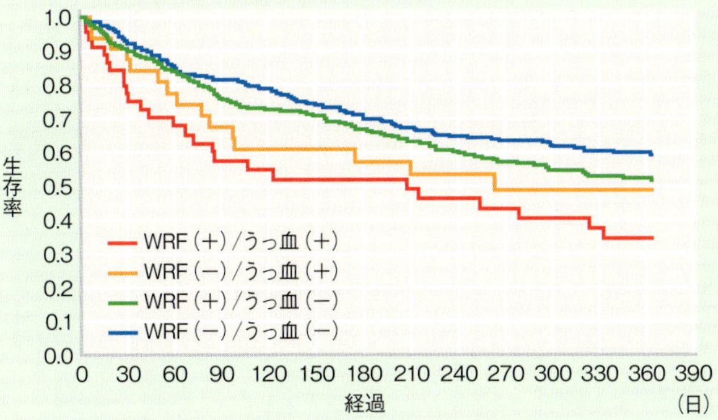

図1 急性心不全におけるクレアチニン上昇によるWRF，うっ血症状と予後

急性心不全において治療経過中にWRFが認められてもうっ血症状がなければそれほど悪い予後ではない（緑線）.

WRF：worsening renal function, 血清 Cr 0.3 mg/dL の上昇を指す.

（Metra, M: Circ Heart Fail 2012; 5: 54-62より引用改変）

においては，これらの系をブロックするACE阻害薬，ARBの腎保護効果が報告されていますが，心不全患者におけるこれらの薬剤の腎保護効果は不明です.

5. 酸化ストレス，内皮障害説. 実験的にこれらの系が腎臓を悪化することが知られていますが，介入法は今後の課題です.
6. ヘモグロビンは抗酸化剤なので，心腎連関に合併する貧血が酸化ストレスを増加させるという説.

しかし，心腎連関の「機序」は推測されても，「治療法」については残念ながら確定していません. 慢性心不全で使用されるACE阻害薬，ARBはクレアチニン値を上昇させることがあります（㉛参照）. しかし，心不全に対するこれら薬剤の有効性は確立していますので，腎機能が多少悪化しても中止せず，減量してでも可能な限り継続することが望ましいと思われます. ナトリウム利尿ペプチドは実験や，造影剤腎症には腎保護効果を認めるのですが，急性心不全の実臨床における腎保護効果は証明されていません（(59)参照）. また，点滴強心薬も腎血流を増加し，尿量を増加する作用が期待できますが，生存率はむしろ悪化させる懸念があることから，低心拍出量状態でない限り使用されません.

POINT

心腎連関の作用機序の解明は進んできたが，介入，治療法については今後の検討課題である

48 慢性心不全に合併する貧血の治療は，補正のしすぎに注意

　慢性心不全患者において低ヘモグロビンが予後不良であるという報告は，数多く出ています．また，心不全患者が貧血になると労作時の倦怠感が増加し，心不全のコントロールが困難になる症例を経験することを考えると，著明な貧血はやはり補正すべきだと思われます．しかし，貧血の補正による生存率の改善作用がないことや，過剰な補正による合併症のことも考えに入れておかなければなりません．

　鉄欠乏性貧血を合併した心不全患者に対する鉄の静脈投与については，FAIR-HF（N Engl J Med 2009; 361: 2436-2448）という試験があります．この試験では，鉄剤を静脈投与された患者群に心血管イベントの改善は認められなかったものの，6分間歩行やQOLは改善しました．ただし，鉄は安価ですが，過剰投与により免疫力を低下させ，内臓障害を起こす可能性もあります．

　鉄が十分ある状況で，腎不全の合併があり貧血が認められる場合は，赤血球造血刺激因子製剤（ESA）の投与を考えることになります．心不全患者に対するESAの投与については，メタ解析も含めていくつかの検討がありますが，いずれも心不全の状態やQOLを改善するものの，予後改善効果までは示されていません（J Am Coll Cardiol 2008; 52: 501-511, Eur J Heart Fail 2010; 12: 936-942）．

　これらの結果を理解したうえで，慢性心不全に合併した貧血の治療は以下のように考えます．1）心不全患者において低ヘモグロビンがあり，鉄，フェリチンが低下していれば，鉄剤を投与．2）鉄，フェリチンが低下しておらず，腎機能障害も合併していれば，ESA投与を考慮します（J Am Coll Cardiol 2009; 53: 639-647, 図1）．心不全患者の場合，血中エリスロポエチン濃度は健常者よりもやや上昇していることが報告されていますが，造血には不十分な量なので，外部からESAを補充する必要があると考えられています．大事な点は，造血には鉄は必要な成分なので，鉄が十分量あることを確認した後，ESAの投与を検討することです．

---

footnote
FAIR-HF：Ferinject Assessment in Patients with Iron Deficiency and Chronic Heart Failure
ESA：erythropoiesis stimulating agent．ESAはエリスロポエチン（エポエチンαほか）とダルベポエチンαなどの総称

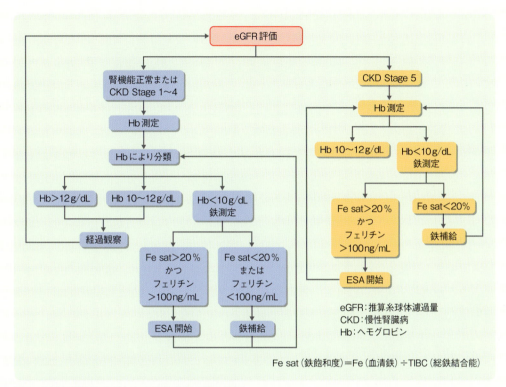

図1 腎機能障害を合併した心不全患者の貧血治療
(Kazory, A et al: J Am Coll Cardiol 2009; 53: 639-647 より引用)

　注意点は2点あります．ひとつは，ESA投与により血圧が上昇することです．心不全患者にとって，血圧が上昇すると再び心機能が悪化することがありますので，降圧を十分行うことが必要です．もうひとつは，冠動脈の狭窄を合併した患者では，過度の貧血補正により血管が閉塞する可能性があるため，ヘモグロビンが12〜13g/dLを超えないようにすることが重要です．

POINT

貧血が明らかに心不全の病態を悪化させている場合，貧血の補正が必要だが，過剰な補正は副作用の可能性があることを念頭におく

49 合併する高血圧・脂質異常症・糖尿病はセットで考える

　高血圧は直接，高血圧性心不全の原因になり，脂質異常症，糖尿病は冠動脈病変を生じ，冠動脈疾患由来の心不全を生じやすくなります．したがって，心不全患者をみた場合，これら3つのリスクはセットで考えるようにしなければなりません（①参照）．

　高血圧は心不全患者の場合，厳格な降圧が必要です．心不全患者では予後改善のためにACE阻害薬またはARB，β遮断薬が投与されていることが多く，第一選択になります（表1）．心不全の状態がよくなるにしたがって，外来での収縮期血圧が徐々に上昇することをしばしば経験しますが，これらの薬剤を使用しても十分な降圧が得られない場合，降圧利尿薬や長時間作用型のカルシウム拮抗薬を用いることになります．「高血圧治療ガイドライン2014」では，冠動脈疾患患者の降圧目標は診察室血圧が140/90 mmHg未満，家庭血圧が135/85 mmHg未満としていますが，心不全患者の目標値はありません（表2）．心不全患者の場合，血圧高値が直接急性心不全発症の引き金になることがあり，実際には120/75 mmHg未満を目指します．ただし，高齢者で血圧低下がQOL低下を生じる場合はやや高い数値で様子をみます．

　脂質の管理は，冠動脈疾患を合併した心不全の場合，新たな心筋梗塞を防ぎ，さらなる心不全の悪化を予防するために重要です．「動脈硬化性疾患予防ガイドライン2017年版」では，脂質管理目標値は冠動脈疾患の既往がある場合，LDLコレステロール値100 mg/dL未満としています（表3）．

　糖尿病も血管病変を悪化させるので血糖コントロールが必要なのですが，本格的に血管が悪くなってしまうと糖尿病の治療をしても心血管イベントの抑制効果が弱いことが知られています．したがって，糖尿病に関しては病気が進行する前に，早期からの介入が望まれます．ナトリウム・グルコース共輸送体（SGLT）2阻害薬であるエンパグリフロジンやカナグリフロジンが，心血管ハイリスク2型糖尿病患者において，主要心血管イベントおよび心不全入院を低下させることが報告されています（N Engl J Med 2015; 373: 2117-2128, N Engl J Med 2017; 377: 644-657）．

表1　主要降圧薬の積極的適応

	Ca拮抗薬	ARB/ACE阻害薬	サイアザイド系利尿薬	β遮断薬
左室肥大	●	●		
心不全		●[*1]	●	●[*1]
頻脈	●(非ジヒドロピリジン系)			●
狭心症	●			●[*2]
心筋梗塞後		●		●
CKD（蛋白尿−）	●	●		
CKD（蛋白尿＋）		●		
脳血管障害慢性期	●	●	●	
糖尿病/MetS[*3]		●		
骨粗鬆症			●	
誤嚥性肺炎		●(ACE阻害薬)		

[*1] 少量から開始し，注意深く漸増する，[*2] 冠攣縮性狭心症には注意，[*3] メタボリックシンドローム
（日本高血圧学会：高血圧治療ガイドライン2014. p46より引用）

表2　降圧目標

	診察室血圧	家庭血圧
若年，中年，前期高齢者患者	140/90 mmHg 未満	135/85 mmHg 未満
後期高齢者患者	150/90 mmHg 未満（忍容性があれば140/90 mmHg 未満）	145/85 mmHg 未満（目安）（忍容性があれば135/85 mmHg 未満）
糖尿病患者	130/80 mmHg 未満	125/75 mmHg 未満
CKD患者（蛋白尿陽性）	130/80 mmHg 未満	125/75 mmHg 未満（目安）
脳血管障害患者 冠動脈疾患患者	140/90 mmHg 未満	135/85 mmHg 未満（目安）

注：目安で示す診察室血圧と家庭血圧の目標値の差は，診察室血圧140/90 mmHg，家庭血圧135/85 mmHgが，高血圧の診断基準であることから，この二者の差をあてはめたものである．
（日本高血圧学会：高血圧治療ガイドライン2014. p35より引用）

表3　リスク区分別脂質管理目標値

治療方針の原則	管理区分	脂質管理目標値 (mg/dL)			
		LDL-C	non HDL-C	TG	HDL-C
一次予防 まず生活習慣の改善を行った後，薬物療法の適用を考慮する	低リスク	<160	<190	<150	≧40
	中リスク	<140	<170		
	高リスク	<120	<150		
二次予防 生活習慣の是正とともに薬物治療を考慮する	冠動脈疾患の既往	<100 (<70)*	<130 (<100)*		

* 家族性高コレステロール血症，急性冠症候群の時に考慮する．糖尿病でも他の高リスク病態（出典の表1-3b）を合併する時はこれに準ずる．
- 一次予防における管理目標達成の手段は非薬物療法が基本であるが，低リスクにおいてもLDL-Cが180mg/dL以上の場合は薬物治療を考慮するとともに，家族性高コレステロール血症の可能性を念頭においておくこと（出典の第5章参照）．
- まずLDL-Cの管理目標値を達成し，その後non-HDL-Cの達成を目指す．
- これらの値はあくまでも到達努力目標値であり，一次予防（低・中リスク）においてはLDL-C低下率20～30％，二次予防においてはLDL-C低下率50％以上も目標値となり得る．
- 高齢者（75歳以上）については出典の第7章を参照．

（日本動脈硬化学会：動脈硬化性疾患予防ガイドライン2017年版. p16より引用）

POINT

心不全の危険因子，高血圧，脂質異常症，糖尿病は徹底的に早期からの介入が必要である

50 睡眠時無呼吸に注意

　心不全にみられる睡眠呼吸障害には，上気道の閉塞により出現する閉塞性睡眠時無呼吸（OSA）と呼吸中枢からのドライブの消失による中枢性睡眠時無呼吸（CSA）があります．OSAは心筋梗塞や心不全，脳卒中の危険度を高め，CSAは心不全患者の独立した予後規定因子です．心不全患者ではCSAの頻度が高く，チェーン・ストークス呼吸を伴った中枢性無呼吸はCSR-CSAと呼ばれます．またOSAとの混在も多いとされています．最近ではパルスオキシメーターを用いて，睡眠呼吸障害のスクリーニングができ，疑いがあれば睡眠ポリグラフィー（PSG）検査を行います．

　心不全に合併するOSAの治療は，飲酒や睡眠薬の制限などの一般療法を行い，肥満患者には減量を指導します．中等度以上では常に一定の圧をかける持続的気道陽圧（CPAP）療法を行います．

　一方，心不全患者のCSAに対する治療は確立していないのですが，CPAPの効果を検討したCANPAPでは，CPAP群で無呼吸低呼吸指数（AHI）の減少，夜間動脈血酸素飽和度の上昇，血中ノルアドレナリン値の低下，EFの上昇，6分間歩行の改善が認められました（N Engl J Med 2005; 353: 2025-2033）．長期予後改善効果は，全体解析では認められず，無呼吸低呼吸指数が改善したサブグループでは予後改善が報告されています（Circulation 2007; 115: 3173-3180）．

　その後，患者の呼吸に同調して陽圧をかけ，患者の換気量の変化に応じて自動的にサポート圧を調整する順応性自動制御換気装置（ASV）が開発され，CPAP，Bi-level PAPに反応しないCSAを合併する心不全への治療に期待がよせられていました．しかし，AHI＞15のCSA有意の睡眠呼吸障害を合併する左室駆出率（LVEF）＜45%の慢性心不全患者1,325人に対してASVの効果を検討したSERVE-HFでは，ASV群においてかえって心血管イベントが増加するという結果が報告されました（N Engl J Med 2015; 373: 1095-1105）．

　ただし，この試験結果だけで結論を下すのは早計であり，日本循環器学会・日本心不

---

footnote
OSA：obstructive sleep apnea
CSA：central sleep apnea
CSR-CSA：central sleep apnea with Cheyne-Stokes respiration
PSG：polysomnography
CPAP：continuous positive airway pressure
CANPAP：Canadian Continuous Positive Airway Pressure for Patients with Central Sleep Apnea and Heart failure
AHI：Apnea hypopnea index
Bi-level PAP：bi-level positive airway pressure
ASV：adaptive servo-ventilator
SERVE-HF：The Treatment of Sleep-Disordered Breathing with Predominant Central Sleep Apnea by Adaptive Servo Ventilation in Patients with Heart Failure

表1 心不全症例におけるASV適正使用に関するステートメント（第2報）2016年10月19日（抜粋）

1. SERVE-HF試験の被験者と同じ状態の患者（中枢型優位の睡眠時無呼吸を伴い安定状態にある左室収縮機能低下［左室駆出率≦45%］に基づく心不全患者）へのASV
   これらの患者に対するASVの導入・継続は禁忌ではないが，慎重を期す必要がある．CPAPに忍容性がない場合に，ASV導入を考慮することが望ましい．
2. 上記1）に該当しないが睡眠時無呼吸を有する心不全患者（閉塞型優位の睡眠時無呼吸を伴う心不全患者，睡眠時無呼吸を有する左室収縮能の保持された心不全患者［LVEF＞45%］など）へのASV
   現在のところ，これらの患者へのASVの導入・継続を制限する理由はない．CPAPで治療可能か検討した上で必要症例に限ってASVを導入することが望ましい
3. 睡眠時無呼吸の有無と関係なく高度のうっ血に対してASVが使用され奏効した心不全患者へのASV
   心不全による入院中に，通常の内科治療を行っても高度のうっ血があるため睡眠時無呼吸の有無と関係なくASVが使用され，奏功した心不全患者のうち，ASVの中止により心不全の悪化が予想される患者では，ASVを継続使用してもよい．

（日本循環器学会/日本心不全学会．心不全症例におけるASV適正使用に関するステートメント（第2報）．http://www.asas.or.jp/jhfs/pdf/info_20161024.pdf（2018年3月閲覧）より引用）

表2 CSR-CSA合併心不全患者に対する治療の推奨とエビデンスレベル

	推奨クラス	エビデンスレベル	Minds推奨グレード	Mindsエビデンス分類
心不全ガイドラインに準拠した心不全治療自体の最適化	I	A	A	I
CPAP療法 中等度以上のCSR-CSAを合併する心不全患者に対して自覚症状，運動耐容能，左心機能改善を目的	IIa	B	B	II
ASV療法 中等度以上のCSR-CSAを合併する心不全患者のうちCPAPに忍容性のない，あるいはCPAPが無効のHFpEF患者に対して自覚症状，運動耐容能改善を目的	IIa	B	B	II
ASV療法 中等度以上のCSR-CSAを合併する心不全患者のうちCPAPに忍容性のない，あるいはCPAPが無効のHFrEF患者（LVEF≦45％）に対して自覚症状，運動耐容能，左心機能改善を目的	IIb	B	B	II
漫然としたASV療法の継続 CSR-CSAを合併するHFrEF患者（LVEF≦45％）に対して心不全の改善または安定化後もCSR-CSAの治療を目的	III	A	C1	II

（日本循環器学会／日本心不全学会．急性・慢性心不全診療ガイドライン（2017年改訂版）．http://www.j-circ.or.jp/guideline/pdf/JCS2017_tsutsui_h.pdf（2018年5月閲覧）より引用）

全学会では，表1のステートメントを発表し，ガイドラインでは表2の推奨をしています．

POINT

睡眠時無呼吸は家族が指摘することも多く，家族の話にも注意を払う

51 チーム医療に期待の場 心臓リハビリテーション

従来,「心臓リハビリテーション＝運動療法」ととらえられていましたが,現在では多職種チーム医療を実践する場であり,その一環として運動療法が含まれるという包括的なとらえ方をするようになりました.運動だけでなく,患者・家族への教育,薬剤内服状況の把握,栄養状態の把握など心不全疾病管理プログラムも多職種で実践します.入院中だけでなく外来での多職種チーム医療による心臓リハビリテーション（リハビリ）を継続することにより,長期的な QOL 改善,予後改善を目指します.

心臓リハビリテーションは,1) 急性心筋梗塞や開心術後急性期などの急性期,2) 退院から社会復帰までの回復期,3) 社会復帰以後,維持期に行うリハビリテーションに分類されます.急性心不全でも最近は廃用萎縮予防や精神的サポート,栄養モニタリングのためベッドサイドで早期からリハビリの介入を行います（**表 1**）.

心不全において期待できる運動療法の効果には,運動耐容能の改善以外に,骨格筋,呼吸筋の改善,心不全状態の改善が報告されており,その結果,心不全入院の抑制など予後の改善効果も期待されています（**表 2**）.ExTraMATCH ではメタ解析の結果,生存率の改善が示され（BMJ 2004; 328: 189-192）,HF-ACTION では予後について一次解析では有意な改善は認められませんでしたが,背景因子を補正すると,予後の有意な改善が認められました（JAMA 2009; 301: 1439-1450）.また運動により,不安,抑うつを軽減し,QOL を改善する効果も期待できます.

一方で,高齢者ではあまりにも ADL が低下しているため,リハビリ中の事故や過度の運動による心不全悪化も懸念されます.このような場合には,リハビリの内容を再度検討して負荷の少ない内容にするか,見合わせるなどを考えます（**表 3**）.

---

footnote
ExTraMATCH：Exercise training meta-analysis of trials in patients with chronic heart failure
HF-ACTION：Heart Failure：A Controlled Trial Investigating Outcomes of Exercise Training

表1　心不全急性期患者に対する精神的サポート

1. 家族との面会時間を早い時期から確保する
2. 患者の訴えを傾聴する
3. 検査や処置の前にその目的や方法を説明し不安を取り除く
4. 不安や疑問を訴えやすいように積極的に声掛けをする
5. 睡眠時間を確保する
6. 活動制限や面会制限でストレスが増大しないよう，気分転換活動を考慮する
7. 検査や治療，リハビリの計画を説明し，患者が今後の予定をイメージしやすいようにする
8. 落ち着きのなさや不眠が続く場合は不穏やCCU症候群を疑い，予防的対処を考える

（日本循環器学会．心血管疾患におけるリハビリテーションに関するガイドライン（2012年改訂版）．http://www.j-circ.or.jp/guideline/pdf/JCS2012_nohara_h.pdf（2018年3月閲覧）より引用）

表2　心不全に対する運動療法の効果

1. 運動耐容能：改善
2. 心臓への効果
   a) 左室機能：安静時左室駆出率不変または軽度改善，運動時1回拍出量増加反応改善，左室拡張早期機能改善
   b) 冠循環：冠動脈内皮機能改善，運動時心筋灌流改善，冠側副血行路増加
   c) 左室リモデリング：悪化させない（むしろ抑制），BNP低下
3. 末梢効果
   a) 骨格筋：筋量増加，筋力増加，好気的代謝改善，抗酸化酵素発現増加
   b) 呼吸筋：機能改善
   c) 血管内皮：内皮依存性血管拡張反応改善，一酸化窒素合成酵素（eNOS）発現増加
4. 神経体液因子
   a) 自律神経機能：交感神経活性抑制，副交感神経活性増大，心拍変動改善
   b) 換気応答：改善，呼吸中枢CO_2感受性改善
   c) 炎症マーカー：炎症性サイトカイン（TNF-α）低下，CRP低下
5. QOL：健康関連QOL改善
6. 長期予後：心不全入院減少，無事故生存率改善，総死亡率低下（メタアナリシス）

（日本循環器学会．心血管疾患におけるリハビリテーションに関するガイドライン（2012年改訂版）．http://www.j-circ.or.jp/guideline/pdf/JCS2012_nohara_h.pdf（2018年3月閲覧）より引用）

表3　運動負荷量が過大であることを示唆する指標

1. 自覚症状（倦怠感持続，前日の疲労感の残存，同一負荷量におけるBorg指数の2以上の上昇）
2. 体重増加傾向（1週間で2kg以上増加）
3. 心拍数増加傾向（安静時または同一負荷量における心拍数の10bpm以上の上昇）
4. 血中BNP上昇傾向（前回よりも100pg/mL以上の上昇）

（日本循環器学会．心血管疾患におけるリハビリテーションに関するガイドライン（2012年改訂版）．http://www.j-circ.or.jp/guideline/pdf/JCS2012_nohara_h.pdf（2018年3月閲覧）より引用）

POINT

心臓リハビリテーションを運動療法の場であるとともに，リスク評価，患者指導の場とする

52 弁膜症のカテーテル治療 TAVIとMitraClip

TAVI

大動脈弁狭窄症（AS）は，大動脈弁の退行変性や先天性二尖大動脈弁，リウマチ・炎症性変化などによって大動脈弁の狭窄を生じる病態です．左室は慢性的に圧負荷を受け，求心性肥大ののち心不全になっていきます．最近では，人口の高齢化に伴い70〜80歳代のAS患者が増加しています．従来は大動脈弁置換手術しか有効な治療法がなかったので，高齢者では内科的経過観察もよく行われていました．しかし，最近では低侵襲であるカテーテル治療が行われるようになり，治療の選択肢に変化がみられます．

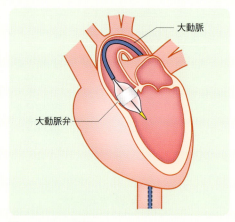

図1　TAVIの様子
カテーテルを大動脈経由で逆行性に挿入し，人工大動脈弁をバルーンで拡張して置いているところ．

経カテーテル的大動脈弁植込み術（TAVI）は2002年に欧米で始まった治療で，日本では2013年から保険償還されました（**図1**）．経大腿アプローチと経心尖アプローチがあります．高齢者に対する適応は，患者の身体活動度，精神状態および一般的な生活の質を含めて，手術のリスクと術後の予後を考慮して決定します．ハートチーム（循環器内科医，心臓外科医，構造的心疾患（SHD）インターベンション医，麻酔科医などの多職種のスタッフが含まれる）により手術不適と判断された重症大動脈弁狭窄症や，手術では危険度が高く，ハートチームによってTAVIのほうが好ましいと判断された高リスク症例に行われます．1年生存率は良好ですが，弁の長期耐久性の検討が必要で，現時点としては若年者では第一選択ではありません（Lancet 2015; 385: 2477-2484, Lancet 2015; 385: 2485-2491）．

MitraClip

心不全患者ではもともと僧帽弁に異常がなくても心拡大に伴って僧帽弁逆流が生じ，

---

footnote
SHD: structural heart disease
TAVI: transcatheter aortic valve implantation

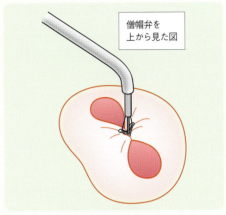

図2　MitraClip®の様子
静脈から心房中隔経由でカテーテルを左房へ挿入し，僧帽弁をとらえた図
（Abbott Vascular社より引用改変）

図3　クリップを置いた僧帽弁
クリップを置くことにより弁逆流が減少する．
（Abbott Vascular社より引用改変）

心不全がさらに重症化することがあります．このような機能性僧帽弁逆流は，左室の機能障害が原因ですので，まずはACE阻害薬またはARB，β遮断薬などの薬物治療や必要に応じて心臓再同期療法などを行います．それでも心不全をさらに悪化させるような僧帽弁逆流が残存した場合，従来では外科的な僧帽弁形成術や置換術しかありませんでしたが，心不全重症例では全身状態が悪すぎて，心臓手術を受けられない症例も多くみられていました．

MitraClip®はカテーテルを用いて僧帽弁に到達し，クリップで僧帽弁前尖と後尖をつかんで引き合わせることにより，逆流量を減らす治療です（図2，3）．胸を切開する従来の心臓手術よりも体にかかる負担が少ないため，これまで手術を断念されていた患者に対しても治療が可能となり，2018年4月より保険償還となっています．施術後早期の離床が可能ですが，長期効果は今後の検討課題です（N Engl J Med 2011; 364: 1395-1406）．

POINT

大動脈弁狭窄症，僧帽弁閉鎖不全症のカテーテル治療は低侵襲であるが長期効果は不明

53 増加しつつある植込み型非拍動式補助人工心臓

　歴史的に補助人工心臓（VAD）は心臓移植までの橋渡しとして開発されてきましたが，従来の拍動式補助人工心臓は駆動装置とポンプを体外に装着するために，一度装着すると退院が困難でした（2年後の生存率は20％程度であり，その長期使用にも限界がありました．しかしポンプ部を植込み型にした補助人工心臓の開発が進み，補助人工心臓を体外設置型から非拍動式の植込み型にすることが可能となりました．その結果，機器自体のトラブル，感染，塞栓，出血などの合併症も著明に少なく，生存率も延長するようになりました（N Engl J Med 2009; 361: 2241-2251，**図1**）．

　しかし，植込み型VADは合併症や生存率で優れるものの，保険償還上は心臓移植適応患者に限定されています．したがって，心臓移植登録がまだの症例は，一度体外設置型VADを装着したのちに移植登録し，植込み型VADへ入れ替えます．

　機械的補助の適応を検討するうえでINTERMACS分類，J-MACS分類は重要です（**表1**）．心源性ショックの状態ではVAD装着後の予後も悪いので，profile 2または3のカテコラミン依存状態やIABP，PCPS依存状態でも臓器障害が進行する場合に，VADを検討するようにします．

　なお，わが国において植込み型VADは心臓移植適応患者に限定されていることは前述しましたが，高齢・悪性腫瘍の既往などで移植適応基準に合致しない場合でも欧米では恒久的な植込み型VAD治療を行うことがありdestination therapyといわれています．

---

footnote

VAD：ventricular assist device，心室補助人工心臓
INTERMACS：Interagency Registry for Mechanically Assisted Circulatory Support
J-MACS：Japanese registry for Mechanically Assisted Circulatory Support
IABP：intraaortic balloon pumping，大動脈内バルーンパンピング
PCPS：percutaneous cardiopulmonary support，経皮的心肺補助

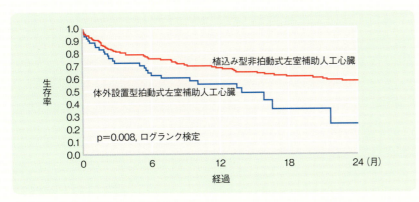

図1 植込み型非拍動式左室補助人工心臓と，体外設置型拍動式左室補助人工心臓の生命予後比較

非拍動式左室補助人工心臓の予後は拍動式左室補助人工心臓と比較して著明に良好であった．

(Slaughter, MS: N Engl J Med 2009; 361: 2241-2251 より引用)

表1 INTERMACS/J-MACS における心不全重症度のプロファイル分類

レベル	INTERMACS	J-MACS	VAD適応決定までの猶予
1	critical cardiogenic shock	重度の心原性ショック	数時間
2	progressive decline	進行性の衰弱	数日
3	stable but inotrope dependent	安定した強心薬依存	数週
4	resting symptoms	安静時症状	数ヵ月
5	exertion intolerant	運動不耐容	
6	exertion limited	軽労作可能状態	
7	advanced NYHA Ⅲ	安定状態	

(Intermacs ウェブサイト：http://www.uab.edu/intermacs/，独立行政法人医薬品医療機器総合機構：トラッキング医療機器のデータ収集評価システム構築に関する検討について．http://www.pmda.go.jp/safety/surveillance-analysis/0009.html より引用改変)

POINT

補助人工心臓は小型化が進み，退院，職場復帰も可能な時代となった

54 増加しつつある心臓移植の適応判定

　心臓移植は，「あらゆる心不全治療に対して抵抗性の著明な心不全症状が永続的にある」と予想される場合に適応が検討されます．わが国における適応と除外基準については表に示します（**表1，2**）．2009年7月に改正臓器移植法が成立，2010年7月に施行され，1）脳死は人の死であり，ドナー本人の意思表示が明確でない場合にも家族の承諾により臓器提供ができ，2）15歳未満の小児でも家族の同意で臓器提供が可能となりました．

　わが国の国内移植患者の長期予後は10年生存率が約90%と，きわめて良好であることもわかってきました（**図1**）．その一方で，ドナー不足から移植は年50件程度にとどまっています．また植込み型補助人工心臓が心臓移植へのブリッジとして保険償還され，植込み型補助人工心臓を装着して心臓移植を待機する患者が急増していることにより，心臓移植待機期間は数年と長期化してきています（**図2**）．

　レシピエント候補者は，移植実施施設での適応評価判定と日本循環器学会心臓移植適応検討小委員会での評価を受けたうえで日本臓器移植ネットワークへ登録されます．

表1　心臓移植の適応条件

1. 不治の末期的状態にあり，以下のいずれかの条件を満たす場合
    a. 長期間または繰り返し入院治療を必要とする心不全
    b. β遮断薬およびACE阻害薬を含む従来の治療法ではNYHA Ⅲ度ないしⅣ度から改善しない心不全
    c. 現存するいかなる治療法でも無効な致死的重症不整脈を有する症例
2. 年齢は65歳未満が望ましい
3. 本人および家族の心臓移植に対する十分な理解と協力が得られること

（日本循環器学会心臓移植委員会．心臓移植レシピエントの適応．http://j-circ.or.jp/hearttp/HTRecCriteria.html（2018年3月閲覧）より引用）

表2　心臓移植の除外条件

Ⅰ．絶対的除外条件
  a. 肝臓，腎臓の不可逆的機能障害
  b. 活動性感染症（サイトメガロウイルス感染症を含む）
  c. 肺高血圧症（肺血管抵抗が血管拡張薬を使用しても6 Wood単位以上）
  d. 薬物依存症（アルコール性心筋疾患を含む）
  e. 悪性腫瘍
  f. ヒト免疫不全ウイルス（HIV）抗体陽性

Ⅱ．相対的除外条件
  a. 腎機能障害，肝機能障害
  b. 活動性消化性潰瘍
  c. インスリン依存性糖尿病
  d. 精神神経症（自分の病気，病態に対する不安を取り除く努力をしても，何ら改善がみられない場合に除外条件となることがある）
  e. 肺梗塞症の既往，肺血管閉塞病変
  f. 膠原病などの全身性疾患

（日本循環器学会心臓移植委員会．心臓移植レシピエントの適応．http://j-circ.or.jp/hearttp/HTRecCriteria.html（2018年3月閲覧）より引用）

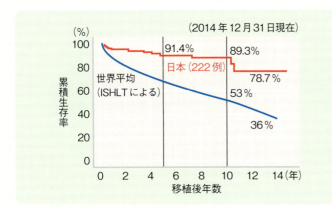

図1 わが国および世界における心臓移植レシピエントの累積生存率
（Nakatani, T et al: Circ J 2016; 80: 44-50 より引用）

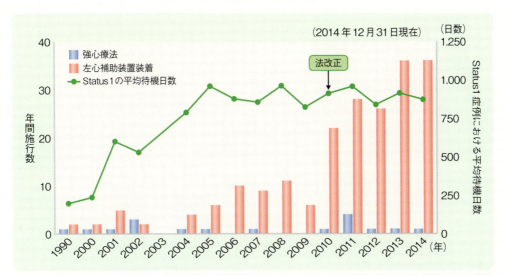

図2 わが国における心臓移植年間施行数と医学的緊急度の高いStatus 1 症例における平均待機日数の推移
（Nakatani, T et al: Circ J 2016; 80: 44-50 より引用）

これらの過程では，心不全の状態以外に禁酒・禁煙，本人の精神状態，さらには最低1名の成人の肉親・配偶者のサポート体制，経済的サポート体制なども議論されます．

POINT

 心臓移植は医療以外に，倫理的，社会的課題のきわめて大きい治療である

55 急性心不全の初期対応の目的は，救命と血行動態の安定

急性心不全治療における初期対応は，「救命と血行動態の安定」を目的とします．患者が搬入された直後から10分以内にトリアージすることがすすめられています（図1）．その際に，収縮期血圧によってクリニカルシナリオ（CS）を参考に治療計画を立てます（図2）．

治療の基本は，1）酸素療法と，2）血管拡張薬，強心薬，利尿薬を中心とした点滴注射薬です．多くの患者では収縮期血圧が保たれているので，血管拡張薬が第一選択薬となります．血管拡張薬は血圧を低下させ，動静脈を拡張することで呼吸困難症状を速やかに軽減させます．しかし，いずれも収縮期血圧が100 mmHg以下の症例では，かえって臓器灌流を低下させ，腎血流量も保てなくなる可能性が高いので，単独使用は困難です．収縮期血圧が100 mmHg以下の患者，腎機能障害のある患者，右心不全症状の強い患者では，臓器灌流を維持し，症状を改善するためには昇圧薬が必要であることが多くなります．点滴強心薬は使用すべきときには早期から使用し，不要になれば速やかに中止すべきというのが基本です（次の項目，56 点滴強心薬も参照）．

CS1と収縮期血圧が保たれていても治療経過中に低心拍出量になる症例もあり，点滴強心薬が必要となる可能性も常にあります．組織低灌流のサインとしては，強い倦怠感，血中乳酸値の上昇，肝機能，腎機能の悪化などが参考になります．

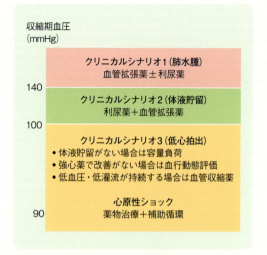

図2 クリニカルシナリオと治療指針
（Mebazaa, A et al: Crit Care Med 2008; 36: S129-S139 より引用改変）

03 治療

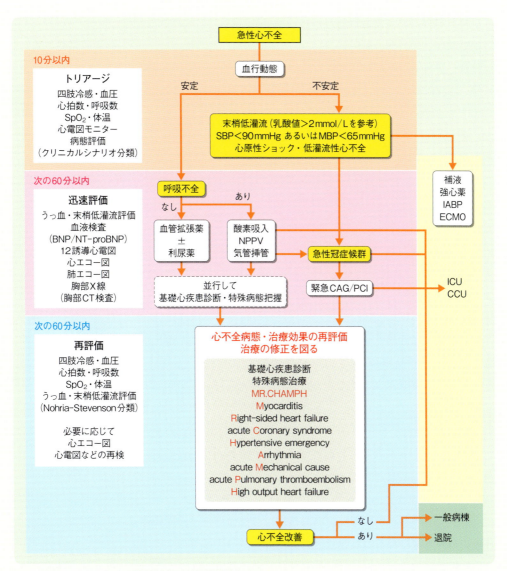

図1 急性心不全に対する初期対応から急性期対応のフローチャート
(Mebazaa, A et al: Intensive Care Med 2016; 42: 147-163 より引用改変)

POINT

急性心不全治療における初期対応の目的は,「救命と血行動態の安定」

56 点滴強心薬は，臓器低灌流時には速やかに使用する

　従来，急性心不全における点滴強心薬の効果は，血行動態の改善と症状の改善という短期効果に主眼がおかれていました．その一方で，長期指標として生存率に注目すると，点滴強心薬投与が長期予後を悪化させる可能性が，後ろ向き研究で示唆されるようになりました（J Am Coll Cardiol 2005; 46: 57-64）．このため，収縮期血圧値が保たれた急性心不全患者における第一選択薬は血管拡張薬が推奨されています．しかし，収縮期血圧が低い症例や，右心不全症状が強い症例に，血管拡張薬の投与のみで始終対応すると，かえってうっ血や臓器低灌流など悪い状態が遷延し，患者の負担が増えます．したがって，収縮期血圧が低い症例，血管拡張薬が無効な症例では，血行動態と症状の改善のために速やかに点滴強心薬を投与し，不要になれば速やかに投与を中止することがすすめられています．

　強心薬であるカテコラミンはアドレナリン受容体と結合して種々の生理作用を示します．

ドブタミン

　ドブタミンは合成カテコラミンであり，β_1受容体への選択性が高く，用量依存的に陽性変力作用を発揮します．β_2受容体刺激作用として5 μg/kg/分以下の用量では，軽度の血管拡張作用による全身末梢血管抵抗低下および肺毛細管圧の低下を示します．10 μg/kg/分以下では心拍数の上昇も軽度であり，心筋酸素消費量の増加も少ないという特性があります．

ドパミン

　ドパミンは内因性カテコラミンであり，ノルアドレナリンの前駆物質です．低用量（2 μg/kg/分以下）から腎動脈拡張作用による糸球体濾過量の増加と腎尿細管への直接作用により利尿効果を示します．しかし，実臨床の急性心不全患者においては，実際にどの程度の利尿効果，腎保護効果が認められるのかはいまだ解決されていません（Circulation 2010; 121: 2592-2600）．中等度の用量（2〜10 μg/kg/分）では，β_1受容体刺激作用と心臓および末梢血管からのノルアドレナリン放出増加により，陽性変力作用，心拍数増

---

footnote　SOAP Ⅱ：Sepsis Occurrence in Acutely Ill Patients Ⅱ

点滴強心薬	ドブタミン
作　用	心収縮力増強
投与法	0.5〜5 μg/kg/分で点滴静注 20 μg/kg/分まで増量可能
副作用	不整脈増加，動悸
禁　忌	閉塞性肥大型心筋症

点滴強心薬	ノルアドレナリン
作　用	血圧上昇
投与法	0.03〜0.3 μg/kg/分で点滴静注
副作用	胸部苦悶
注　意	高用量でも臓器灌流が維持できない場合，IABP，PCPSを考慮する

点滴強心薬	ドパミン
作　用	低用量で腎血流増加，高用量で血圧上昇
投与法	0.5〜5 μg/kg/分で点滴静注 20 μg/kg/分まで増量可能
副作用	不整脈増加，末梢虚血
禁　忌	褐色細胞腫

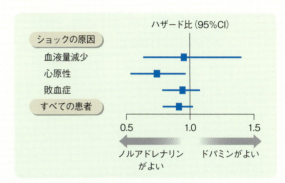

図1　ショック患者に対するノルアドレナリンとドパミン使用の比較
心原性ショック患者では，ノルアドレナリン群のほうがドパミン群より予後が良好であった．
(De Backer, D et al: N Engl J Med 2010; 362: 779-789 より引用)

加，$α_1$ 受容体刺激による血管収縮作用を示します．高用量（10〜20 μg/kg/分）では $α_1$ 刺激作用が優位となり，血圧と血管抵抗が上昇します．

ノルアドレナリン

　内因性カテコラミンであり，末梢のα受容体に働く強力な末梢血管収縮薬です．最近報告されたSOAP Ⅱ（N Engl J Med 2010; 362: 779-789）では，心原性ショック患者ではドパミンを使用するより，ノルアドレナリンを使用したほうが，28日後の予後がよいことが示されました（図1）．

POINT

点滴強心薬は血圧が保持されている間は第一選択ではないが，収縮期血圧が低いか，臓器灌流が保たれないような状態では，速やかに投与して血行動態の安定を図る

57 PDE阻害薬は血管拡張薬の次の一手

ホスホジエステラーゼ（PDE）阻害薬は，cAMPの分解に関与するPDEを阻害し，β受容体を介さずに，心筋および血管平滑筋細胞内のcAMPを上昇させ，心筋収縮力の増大と血管拡張作用を示します．β受容体を介さずに作用するので，β遮断薬内服下でも有効です（J Am Coll Cardiol 2002; 40: 1248-1258，**図1**）．また，心筋酸素消費量の増加はカテコラミンに比べて軽度です．日本ではミルリノンとオルプリノンが使用可能です．以前は，ボーラス投与後，維持量を使用することが多かったのですが，最近では最初から維持量を投与し，過量にならないようにすることが多くなっています．

PDE阻害薬であるミルリノンを用いた前向き試験OPTIME-CHFでは，ミルリノン投与群とプラセボ群との間で入院死亡率，60日以内の心事故による入院日数，心事故発生率に差を認めず，ミルリノンに院内予後，慢性期予後ともに改善効果は認めませんでした．しかし，治療を要する低血圧や心房性不整脈の新たな出現はミルリノン群で多くみられたために，ミルリノンを標準薬として慢性心不全の急性悪化時に使用することは支持されないとの結論となりました（JAMA 2002; 287: 1541-1547）．その後の後ろ向きの検討では，虚血性心不全ではミルリノン投与が予後を悪化させており，非虚血性心不全ではむしろ予後改善傾向にあることが示されています（J Am Coll Cardiol 2003; 41: 997-1003，**図2**）．この点に関しては，虚血が残存しない心不全に使用すれば，よい結果が得られる可能性を示唆しています．

結論として，PDE阻害薬は急性心不全の第一選択薬とはならないのですが，血管拡張薬が有効でない患者では次の一手として適応となります．標準量の血管拡張薬に反応しない急性心不全患者，特に腎機能不全合併例や右心不全症状が強い症例では，PDE阻害薬を使用すると血行動態，利尿ともに改善がみられることを経験します．ただし，収縮期血圧が低すぎるなどPDE阻害薬でも対応できない場合は，速やかにカテコラミンを使用します．

---

footnote　OPTIME-CHF：Outcomes of a Prospective Trial of Intravenous Milrinone for Exacerbations of Chronic Heart Failure

PDE阻害薬	ミルリノン，オルプリノン
適　応	他の薬剤で効果不十分な急性心不全
投与法	ミルリノン：0.05〜0.75 μg/kg/分　オルプリノン：0.05〜0.5 μg/kg/分
副作用	不整脈増加，血圧低下
禁　忌	閉塞性肥大型心筋症

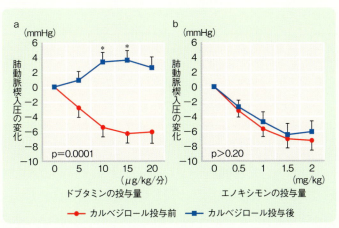

図1　β遮断薬カルベジロール投与下でのドブタミンとPDE阻害薬エノキシモンの比較

カテコラミンであるドブタミンはβ受容体を介して作用を発揮するため，β遮断薬を投与すると，肺動脈楔入圧の低下作用は消失する (a)．一方，PDE阻害薬であるエノキシモンの作用はβ受容体を介さないので，β遮断薬投与下でも肺動脈楔入圧は低下する (b)．
(Metra, M et al: J Am Coll Cardiol 2002; 40: 1248-1258 より引用)

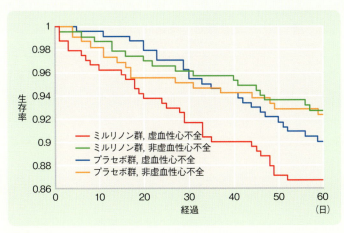

図2　OPTIME-CHFの後ろ向きの検討結果

虚血性心疾患が原因の心不全患者では，プラセボ群と比較してミルリノン群が予後を悪化させたが，非虚血性の場合は，ミルリノン群はむしろ予後改善傾向にあった．
(Felker, GM et al: J Am Coll Cardiol 2003; 41: 997-1003 より引用)

POINT

血管拡張薬で血行動態の改善が不十分な場合，PDE阻害薬を考慮する．それでも不十分な場合はカテコラミンの使用を考慮する

58 硝酸薬は，古典的ではあるが有用な血管拡張薬

　硝酸薬は国内外のガイドラインにおいて，血圧が保たれている患者に対して，第一選択薬の血管拡張薬として記載されています（緊急時には硝酸薬のスプレーを用いて初期治療を行うことも有効です）．ニトログリセリンや硝酸イソソルビド投与では，その血管拡張作用の強さと即効性から速やかな血行動態の改善が得られます．その機序は一酸化窒素（NO）を介して，血管平滑筋内のグアニル酸シクラーゼを刺激し，低用量では静脈を，高用量では動脈を拡張し，前負荷および後負荷を軽減することによるとされています．

　急性心不全における有用性を示すデータとして，重症肺水腫に対する「高用量硝酸イソソルビド＋低用量フロセミド」（56例）と「高用量フロセミド＋低用量硝酸イソソルビド」（54例）の無作為割り付け試験の結果，利尿薬中心の治療よりも血管拡張薬を中心とした治療のほうが，肺うっ血，呼吸困難の症状改善には優れていることが示されています（Lancet 1998; 351: 389-393，**図1**）．また硝酸イソソルビドとBi-level PAPの急性期効果を比較したところ，硝酸イソソルビド投与のほうが酸素飽和度の改善が良好であったという報告もあります（J Am Coll Cardiol 2000; 36: 832-837，**図2**）．

　同じ血管拡張薬のナトリウム利尿ペプチドと比較して安価なので，医療経済的にも推奨できます．臨床的に使用した場合の問題点として，耐性が数日後から発生する点があげられますが，軽症から中等度の急性心不全では耐性が生じる前に症状が軽快します．また，欧米では硝酸薬と点滴BNP製剤ネシリチドとの比較検討において，前向き試験VMAC（JAMA 2002; 287: 1531-1540）で長期予後に差を認めず，後ろ向き試験ADHERE（J Am Coll Cardiol 2005; 46: 57-64）でも院内死亡率に両群間で差を認めなかったため，硝酸薬に根強い人気があります．

---

footnote
Bi-level PAP：bi-level positive airway pressure
VMAC：Vasodilation in the Management of Acute CHF
ADHERE：Acute Decompensated Heart Failure National Registry

03 治療

| 硝酸薬 | ニトログリセリン，硝酸イソソルビド |

- 適　応　急性心不全，不安定狭心症
- 用　量　ニトログリセリン：0.5〜10 μg/kg/分　硝酸イソソルビド：1〜8 mg/時
- 副作用　頭痛，血圧低下
- 注　意　耐性出現

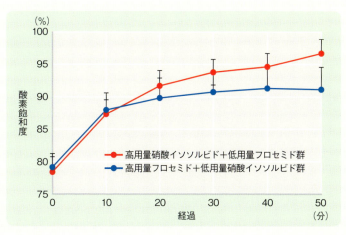

図1　肺水腫を伴う急性心不全に対する高用量硝酸イソソルビド＋低用量フロセミド群と高用量フロセミド＋低用量硝酸イソソルビド群との比較

高用量フロセミドを用いるより，高用量硝酸イソソルビドを用いた群が，酸素飽和度の改善が良好であった。
(Cotter, G et al: Lancet 1998; 351: 389-393 より引用)

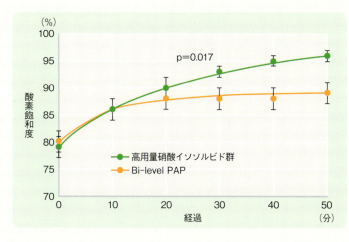

図2　急性心不全における高用量硝酸イソソルビドの効果

急性心不全において，酸素飽和度の改善は Bi-level PAP よりも高用量硝酸イソソルビド群のほうが優れていた。
(Sharon, A et al: J Am Coll Cardiol 2000; 36: 832-837 より引用)

POINT

硝酸薬は，速やかな血管拡張作用が得られるガイドライン推奨の血管拡張薬である

59 ナトリウム利尿ペプチド
わかっていること,わかっていないこと

　ナトリウム利尿ペプチドであるANPとBNPは,ともにナトリウム利尿ペプチド受容体Aと結合し,細胞内のcGMP濃度を上昇させて,セカンドメッセンジャーとして作用します.日本では遺伝子組み換えANP製剤であるカルペリチドが使用されています.実験的にはレニン－アンジオテンシン－アルドステロン系や交感神経系を抑制して,心臓保護,腎臓保護を示す薬剤ですが,実臨床ではどこまで判明しているのでしょうか.ナトリウム利尿ペプチドは血管拡張作用,利尿作用によって前負荷,後負荷を軽減させますが,血管拡張薬のみでは血行動態が改善しない心不全も存在し,使用する際には適切な病態把握が必要です.

　カルペリチドはわが国で開発された薬剤であり,データの蓄積も多く,ガイドラインでも急性心不全の治療において,使用可能な血管拡張薬と記載されています.特に急性心筋梗塞後の患者を対象としたデータでは,硝酸薬と比較して交感神経活性やアルドステロン,アンジオテンシンⅡ,エンドセリン-1を抑制し,左室リモデリングを抑制することが報告されています(J Am Coll Cardiol 2001; 37: 1820-1826, J Am Coll Cardiol 2007; 49: 667-674).またJ-WINDでは,プラセボと比較して急性心筋梗塞サイズを縮小し,将来の心臓死,心不全イベントを抑制することが報告されました(Lancet 2007; 370: 1483-1493,図1).しかし,実臨床での後ろ向きの検討では,心血管イベント改善効果を示すことはできておらず,実臨床での急性心不全における心保護効果は不明です(J Card Fail 2015; 21: 859-864, Int J Cardiol 2017; 241: 243-248).

　カルペリチドの腎保護効果については,開心術における腎保護,造影剤腎症の予防などにおいて認められますが(J Am Coll Cardiol 2009; 54: 1058-1064, J Am Coll Cardiol 2009; 53: 1040-1046),実臨床の急性心不全の治療において,画一的に腎保護効果を示すかどうかは結論が出ていません(Clin J Am Soc Nephrol 2009; 4: 261-272).

　BNP製剤であるネシリチドは,欧米の多施設試験結果では硝酸薬と比較した前向き試験において硝酸薬と長期生存率に差を認めず,後ろ向き試験でも院内死亡率において

---

footnote　J-WIND：Japan Working Group Studies on Acute Myocardial Infarction for the Reduction of Necrotic Damage by Human Atrial Natriuretic Peptide or Nicorandil
ASCEND-HF：Acute Study of Clinical Effectiveness of Nesiritide in Decompensated Heart Failure

ANP製剤	カルペリチド
効能・効果	急性心不全
用法・用量	0.0125 μg/kg/分 〜 0.2 μg/kg/分まで
副作用	収縮期血圧が 90 mmHg 以下の急性心不全患者では，過度の投与は血圧低下をきたし，かえって臓器灌流を低下させ，腎機能を悪化させるので注意
禁忌	重篤な低血圧，ショック患者，脱水状態

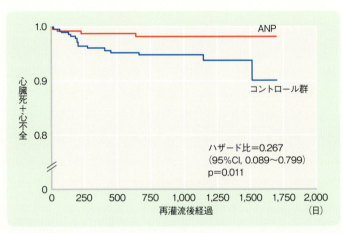

図1 心筋梗塞後症例における
　　カルペリチドの効果
　　（J-WINDより）

心筋梗塞後患者において，カルペリチド（ANP）投与は心臓死＋心不全を抑制した．
（Kitakaze, M et al: Lancet 2007; 370: 1483-1493 より引用）

硝酸薬と差を認めませんでした．また ASCEND-HF（N Engl J Med 2011; 365: 32-43）の結果でも，長期予後改善効果，腎保護効果ともに認められませんでした．このような結果を受けて日本で保険償還されることはありませんでした．

POINT

ナトリウム利尿ペプチドは収縮期血圧が低い症例では，かえって過度の血圧低下，臓器灌流低下，腎機能低下を招く．このような場合は，PDE 阻害薬かカテコラミンの使用を考慮する

60 急性心不全における利尿と血液浄化

急性心不全治療では血行動態，自覚症状の改善と酸素化を目的としますが（(55)参照），臓器うっ血症状が強い場合には利尿薬の投与を検討します．近年，利尿薬は単独使用されることは減っていますが（慢性心不全はACE阻害薬，ARB，またはβ遮断薬と併用，急性心不全は血管拡張薬などと併用），急性心不全における臓器うっ血の症状を速やかに軽減させるため臨床の現場では頻用されており，その使用率は約90％と考えられています．慢性心不全では経口薬として使用されますが，急性心不全では即効性を期待してフロセミドの静脈投与が主に使用されます．

しばしば急性心不全の治療中に腎機能が悪化しますが，うっ血症状が改善された結果であれば，それほど悪い現象とは最近は考えられていません．腎血流の増加と腎うっ血の解除が腎保護のためには必要と考えられており，腎うっ血解除による腎保護の意味では適切な利尿薬の使用は許容されると考えられています（㊼参照）．DOSEの結果では，急性心不全のフロセミド投与において，「ボーラス投与vs持続投与」「低用量vs高用量」が検討されましたが，症状の改善と60日後の予後について差は認められず，必要時には十分量を早期から使用することが望ましいと思われます（N Engl J Med 2011; 364: 797-805，**図1**）．その一方で，後ろ向き試験ではループ利尿薬使用量の多い患者の予後が悪いことが報告されているために，不必要に使用することはすすめられません（㉞参照）．

現状では腎保護効果が証明された点滴薬剤はありません．ナトリウム利尿ペプチドであるカルペリチドでも不明です（Clin J Am Soc Nephrol 2009; 4: 261-272，(59)参照）．また低用量のドパミンには腎血流増加作用はあるものの（Circulation 2008; 117: 200-205），やはり実臨床での腎保護作用は否定的です（Lancet 2000; 356: 2139-2143，(56)参照）．

種々の治療によっても十分な利尿が得られない場合は血液浄化治療が必要です．水分のみを除去したい場合には，補充液や透析液を用いない体外限外濾過法（ECUM）を用います．ECUMは数時間で急速に除水を行うため，うっ血症状の改善は早いのですが，状態の悪い患者では心拍出量の減少や血圧低下などの血行動態への影響が大きくなり，

footnote
DOSE：Diuretic Optimization Strategies Evaluation
ECUM：extracorporeal ultrafiltration method
UNLOAD：Ultrafiltraion versus Intravenous Diuretics for Patients Hospitalized for Acute Decompensated Congestive Heart Failure
CSRRESS-HR：Cardiorenal Rescue Study in Acute Decompensated Heart Failure
CVVH：continuous veno-venous hemofiltration
CHDF：continuous hemodiafiltration

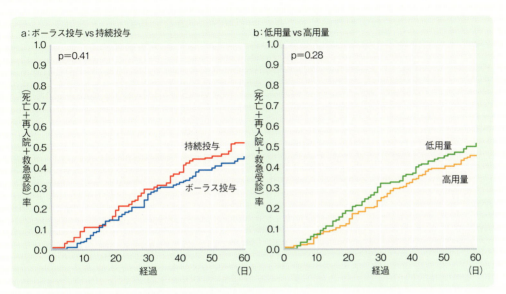

図1 急性心不全におけるフロセミドの投与法と予後
急性心不全において，フロセミドはa「ボーラス投与 vs 持続投与」，b「低用量 vs 高用量」いずれも，60日後の予後に差を認めなかった．
(Felker, GM et al: N Engl J Med 2011; 364: 797-805 より引用)

続行困難なこともあります．UNLOADでは，ECUM群は薬剤治療群よりも早く除水でき，90日の時点で心不全の再入院を薬剤群よりも抑制できたことが報告されましたが（J Am Coll Cardiol 2007; 49: 675-683），CARRESS-HFではECUM群の方が有害事象発生率が高いという結果でした（N Engl J Med 2012; 367: 2296-2304）．

持続性静脈-静脈血液濾過（CVVH）は，持続的に，緩徐に除水するよう，ECUMに補充液を用いて行います．持続的血液濾過透析（CHDF）は，濾過と透析を同時に緩徐に行う方法で，高度の心機能低下，腎機能低下例でも可能です．急性心不全では血行動態への影響が少ないCHDFが広く用いられています．

POINT

急性心不全において臓器うっ血症状が認められる場合，速やかに十分量の利尿薬を投与し，利尿薬抵抗性の水分貯留があれば血液浄化を考慮する

61 急性心不全における呼吸管理

　急性心不全の肺水腫の患者には動脈血酸素飽和度（SaO_2）＞ 95％，動脈血酸素分圧（PaO_2）80 mmHg を目指して，まず鼻カニューレによる酸素投与が行われ，次にマスクでの酸素投与が行われます．それでも酸素化されない場合，古くは気管挿管が行われていましたが，NIPPV を行うようになって気管挿管症例はずいぶんと減少した印象があります．

　NIPPV は単に酸素化を改善するのみならず，胸腔内圧を陽圧にすることにより，肺水腫そのものを改善する効果もあります．使用するモードは頻呼吸がみられるときは，持続的陽圧呼吸（CPAP）を第一選択とし，CPAP を行っても改善に乏しい例などは bi-level PAP に変更します．酸素投与のみの標準治療と比較して，気管挿管を回避することが可能なことがメタ解析で報告されています（Lancet 2006; 367: 1155-1163, JAMA 2005; 294: 3124-3130, N Engl J Med 2008; 359: 142-151）．生存率の改善については，有効とする論文とそうでない論文があり，今後の検討が必要です（N Engl J Med 2008; 359: 142-151，**図1**）．

　NIPPV の適応条件，禁忌，気管挿管への移行基準を**表1**に示します．

---

footnote
NIPPV（NPPV）: non invasive positive pressure ventilation
CPAP : continuous positive airway pressure
3CPO : Three Interventions in Cardiogenic Pulmonary Oedema

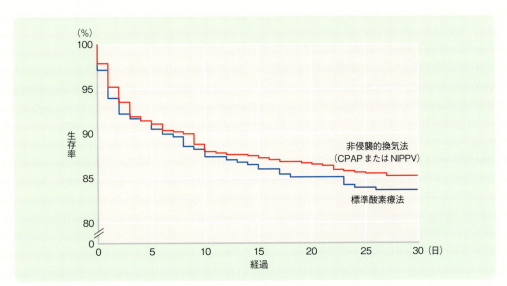

図1 急性肺水腫におけるCPAPまたはNIPPVと標準酸素療法との予後に関する比較（3CPOより）
この試験ではCPAPまたはNIPPVは，標準酸素療法と比較して著明に呼吸困難症状を速やかに改善したが，生命予後までは改善しなかった．
（Gray, A et al: N Engl J Med 2008; 359: 142-151 より引用）

表1 急性心不全に対するNPPVの適応・禁忌・気管挿管への移行基準

NPPVの一般的適応条件	NPPV 禁忌事項
① 意識があり，協力的である ② 気道が確保できている ③ 喀痰の排出ができる ④ 顔面の外傷がない ⑤ マスクをつけることが可能	① ドレナージされていない気胸がある ② 嘔吐，腸管の閉塞，活動性消化管出血がある ③ 大量の気道分泌物がある ④ 誤嚥の危険性が高い
NPPVから気管挿管への移行基準	
① 患者の病態が悪化 ② 動脈血ガス分圧が改善しない，または悪化 ③ 気胸，痰の滞留，鼻梁のびらんなどのあらたな症状，または合併症の出現 ④ 症状が軽減しない ⑤ 意識レベルの悪化	

（日本循環器学会/日本心不全学会．急性・慢性心不全診療ガイドライン（2017年改訂版）．http://www.j-circ.or.jp/guideline/pdf/JCS2017_tsutsui_h.pdf（2018年5月閲覧）より引用）

POINT

急性心不全の肺水腫にはCPAP，Bi-level PAPなどのNIPPVを試みることにより，気管挿管を回避できる

62 急性心不全における補助循環装置

　心原性ショックは急性心不全患者の中で頻度はそれほど高くないのですが，その院内死亡率はいまだに 40 ％近く，極めて不良です．基本的に急性心不全は，薬剤による非侵襲的治療を中心に血行動態の改善を図ります．しかし，血行動態が維持できないようなショック状態に対して漫然とカテコラミンの大量投与を続けるべきではなく，臓器障害を最小限にとどめるべく速やかに補助循環を検討します．

IABP

　IABP は，大腿動脈経由で胸部下行大動脈に挿入したバルーン（20〜40 mL）を，心周期に同期させて拡張・収縮させることによりポンプ機能の補助を行います（図1）．IABP の原理は，拡張期にバルーンを拡張することにより拡張期圧と冠動脈血流を増加させ，収縮期にはバルーンを収縮し，左室の後負荷を軽減させます．IABP 挿入中はヘパリンを 10,000〜15,000 単位/日で投与し，活性化凝固時間（ACT）を 150〜200 秒にコントロールします．合併症としては，大動脈損傷，挿入部である下肢の虚血があります．自己心拍があり，自己の心拍出量もある程度ある場合に IABP による補助循環を行うという前提ですので，この条件を満たさない場合は速やかに PCPS を行います．しかし，急性心筋梗塞に伴う心原性ショックでは予後改善効果がないと IABP-SHOCK Ⅱ試験では報告されています（N Engl J Med 2012; 367: 1287-1296）．

PCPS

　PCPS は心臓と肺のかわりをします．構成は遠心ポンプと人工肺および血管のかわりを果たすチューブから成り立っており，心臓と肺の役割を代行する閉鎖回路となっています（図2）．たとえば心筋梗塞や心臓手術後などで心臓の機能がとても悪く，自分の心臓の拍出だけでは循環血液量を保つことができない場合や，呼吸機能に問題のある場合の補助として使用します．

　PCPS は，血液を取り出す長いカテーテルを右房に留置し，血液を戻すほうは大腿動脈に入れます．入れたカテーテルから右房に帰ってくる静脈血をポンプで吸い取り，そ

---

footnote
IABP：intraaortic balloon pumping
PCPS：percutaneous cardiopulmonary support
IABP-SHOCK Ⅱ：Intraaortic Balloon Pump in Cardiogenic Shock Ⅱ
MACH Ⅱ：Mortality Assessment in Congestive Heart Failure Trial Ⅱ

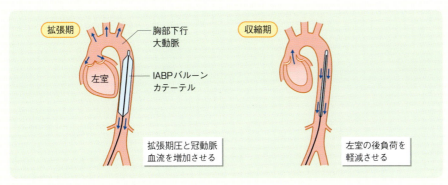

図1 大動脈内バルーンパンピング（IABP）
心周期に同期させてバルーンを拡張，収縮させることによりポンプ機能の補助を行う．

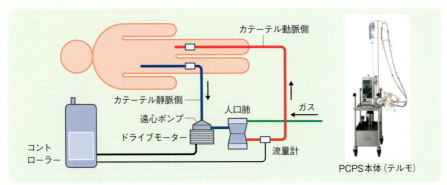

図2 経皮的心肺補助装置（PCPS）

の血液を人工肺と呼ばれるガス交換器を通して酸素化して動脈に送ります．一方で，高流量の血液を大腿動脈に逆行性に送血するために，左室にとって後負荷上昇となることになることがあります．

血栓塞栓，溶血，出血傾向，シース刺入による下肢阻血，感染などの合併症のため，通常は1～2週間の使用にとどめます．

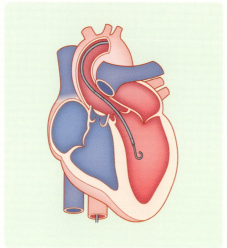

図3 Impella
左室内に位置する吸入孔から血液を吸い上げ，上行大動脈に位置する吐出孔から血液を駆出する．
（ABIOMED社より引用改変）

Impella

　上記のように，今までの補助循環はいずれも明確な予後改善をもたらしておらず，生理的観点からも問題があります．それに対し，Impellaは，左室内に位置する吸入孔から，カテーテル内に植え込まれた超小型軸流ポンプにより血液を吸い上げ，上行大動脈に位置する吐出孔から非拍動・順行性に血液を駆出する（図3）という生理的観点から開発された新しい補助循環装置です．MACH II試験では，急性前壁心筋梗塞患者に対して使用し，心機能改善効果が報告されています（EuroIntervention 2011; 6: 860-865）．

POINT

機械的補助循環は合併症があるため適応には慎重であるべきであるが，血行動態がカテコラミン投与でも維持できない場合は速やかに使用する

63 知っておくべき救命処置

心停止時の対応については，日本蘇生協議会（JRC）で構成する蘇生ガイドラインが推奨されています．アルゴリズムは心停止の確認からショックまでの一次救命処置（BLS），BLSのみで心拍再開（ROSC）が得られないときの二次救命処置（ALS），ROSC後のモニタリングと管理に大別されます（**図1**）．

一次救命処置（BLS）

病院・救急車内など医療環境の整った中で医療従事者や救急隊員などの蘇生を行う場合は，市民を対象としたアルゴリズムでなく，環境が整っている前提で医療者用BLSアルゴリズムを使用します（**図2**）．

二次救命処置（ALS）

心停止の原因検索，静脈路確保，血管収縮薬，抗不整脈薬投与を行います．なお，胸骨圧迫の中断は可能な限り避けるべきで，やむなく中断するのはECGやROSCを評価するときと，電気的ショックを実施するときです．気管挿管は食道挿管などリスクが高い処置であることに注意します．また，気管挿管を行う場合も胸骨圧迫中断時間は可能な限り短くします．

ROSC後のモニタリングと管理

可能な限り早く12誘導心電図，心エコーで原因検索します．低酸素を回避するため，確実な酸素投与飽和度または酸素分圧が記録されるまで，100％酸素吸入とします．また，血圧管理，血行動態の管理を行います．院外での心停止後には，低体温療法を行うことがあります．

footnote
JRC：Japan Resuscitation Council
BLS：Basic life support
ROSC：return of spontaneous circulation
ALS：advanced life support
ECG：electrocardiogram

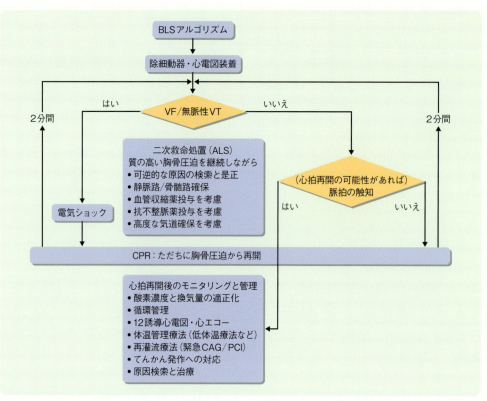

図1 心停止アルゴリズム
(日本蘇生協議会：JRC蘇生ガイドライン2015, 医学書院, p48, 2015より転載)

03
治療

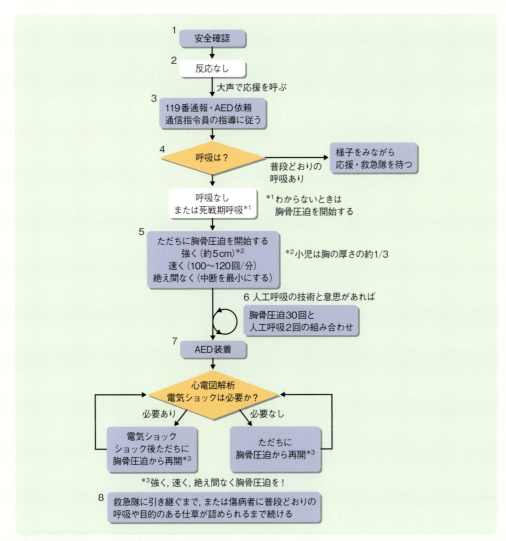

図2　市民におけるBLSアルゴリズム
（日本蘇生協議会：JRC蘇生ガイドライン2015, 医学書院, p18, 2015より転載）

POINT

心肺蘇生の手順確認は普段から行っておく

137

Part.04 管理

◎ 食事の管理

- ㊻ 小児期からの肥満予防
- ㊽ 食事パターンと心不全予防
- ㊾ 減塩・DASH食と心不全予防
- ㊿ 油の食事指導
- ㊻ 心不全と低栄養
- ㊽ 低栄養の評価
- ㊾ 低栄養の食事指導
- ㊻ 水分制限・塩分制限

◎ 環境・リスクの管理

- ㊻ タバコ・アルコール
- ㊽ ワクチン接種
- ㊾ 入浴
- ㊿ 旅行
- ㊻ 性的問題
- ㊽ 妊娠

64 肥満予防は小児期から

　日本は，第二次世界大戦後の低栄養状態から1960年代の高度経済成長期を経て，大量生産，大量消費の時代となり，食品加工技術，交通手段，保存技術の発達，さらには大型店舗の出現により大量の食品が店頭に並ぶようになりました．またファーストフード店，コンビニエンスストアの出現によりいっそう高カロリー食品の消費に拍車がかかっています．過度の肥満が，高血圧，メタボリックシンドロームなどを経て，心血管イベントの危険因子となることに異論はないと思いますし，肥満が心不全の発症因子であることも報告されています（N Engl J Med 2002; 347: 305-313, **図1**）．

　各国の年齢別の肥満率を見ると，西欧諸国では肥満率が高いことはよく知られていますが，その傾向は5～14歳という小児期から形成されることに気がつきます（Lancet 2005; 366: 1197-1209, **図2**）．また，小児，若者が好んで摂取するソフトドリンク，フルーツドリンク，ハンバーガーなどの一人前の分量は，1970年代と比較して増量していることも報告されています（JAMA 2003; 289: 450-453）．さらにファーストフード店では，セット販売でドリンクやデザート類も同時に購入しやすいことは皆さんもよくご存じのとおりですが，ファーストフード店で食べる習慣がインスリン抵抗性の危険因子であることも報告されています（Lancet 2005; 365: 36-42）．

　つまり，肥満は心不全の危険因子ですが，肥満抑制には小児期からの啓発，介入が必要です．世界に例を見ない，小児期における学校給食制度の果たす食育の意義は大きく，カロリーだけでなく，バランスよく各栄養素の摂取基準も定められています．このように小児期からの肥満，食事摂取問題は両親と本人だけの「個人的な問題」でなく，「社会的な問題」として社会全体で考えるべきと思われます．

　注意点として，68で後述するように心不全では低体重・低栄養が予後不良ですので，肥満を避けると同時に，低体重も避ける必要があります．適正なBMIが望まれますが，日本人ではBMI23～25が最も死亡率が低いことがNIPPON DATA80より報告されています（Obesity 2008; 16: 1714-1717）．

---

footnote　NIPPON DATA : National Integrated Project for Prospective Observation of Non-communicable Disease And Its Trends in the Aged

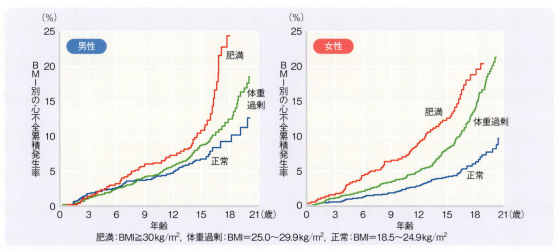

図1 肥満と心不全発症の関係
肥満であるほうが心不全発症率が高い．
(Kenchaiah, S et al: N Engl J Med 2002; 347: 305-313 より引用)

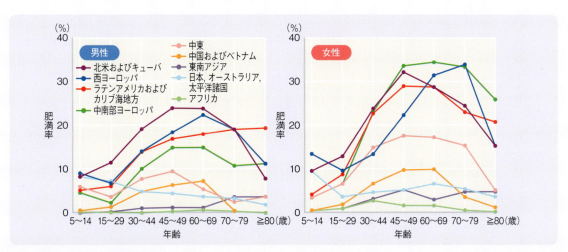

図2 各国における年齢別肥満率
欧米の肥満率はアジアより高率であり，学童期にすでにその傾向が認められる．
(Haslam, DW et al: Lancet 2005; 366: 1197-1209 より引用)

POINT

肥満抑制について，小児期から社会的な視点でとらえることが重要である

65 心血管イベントを抑制する食事

食事の内容は心血管イベントに影響を及ぼすことが，多くの疫学調査から知られています．

果物，野菜

果物，野菜が心血管病変の予防によいことは種々の研究が示していますが，疫学研究と介入試験から解説します．まず疫学研究ですが，Joshipura らは女性 84,251 例と男性 42,148 例のデータを検討し，背景因子を補正した後，果物と野菜の摂取がフォロー中の冠動脈病変のリスクを下げていることを報告しています（Ann Intern Med 2001; 134: 1106-1114）．また Gao らは野菜，果物摂取が C 反応性蛋白（CRP）の低下と相関することを報告していますが（J Nutr 2004; 134: 913-918），その作用機序としては野菜，果物中のビタミン（Br J Nutr 2005; 93: 619-625, Eur J Epidemiol 2004; 19: 915-921），フラボノイド，食物繊維（J Nutr 2004; 134: 1181-1185）などが炎症を抑制する可能性が考えられています．

介入試験としては大規模なものではありませんが，果物ジュースを飲んだり（J Nutr 2003; 133: 2204-2209），野菜，果物の摂取量を増やすことにより（Am J Clin Nutr 2005; 82: 1052-1058），炎症の指標である CRP が抑制されたという報告があります．

全粒穀物

全粒穀物とは穀粒全部（胚芽および胚乳）を含むもので，小麦全粒粉，バルガー（挽き割り小麦），全粒コーンミール，玄米などをいいます．精製穀物とは胚芽を除いたもので，食感がよく保存性も優れていますが，食物繊維，鉄，および多くのビタミン B 群が除かれており（精製穀物食品にはビタミン B 群と鉄がエンリッチされているものが多いが，繊維は加えられていない），血糖値を急激に上昇させやすいことが知られています．疫学研究として，Liu らは女性 75,521 例を対象に，全粒穀物の摂取が他の危険因子と独立して，脳卒中のリスクを軽減していることを報告し（JAMA 2000; 284: 1534-1540），Jensen らは冠動脈疾患のリスクを軽減させること（Am J Clin Nutr 2004; 80: 1492-1499）を報告しています．

魚

　日本人は欧米と比較して魚を食べる習慣が定着しており，魚の摂取量が多いのですが，日本人においても魚を食べることにより心筋梗塞発症が減少することが報告されています（Circulation 2006; 113: 195-202）．調理法としては EPA（エイコサペンタエン酸）を多く含む青魚やサーモンを煮魚，焼き魚にすると心血管イベントの抑制効果がありますが，EPA の少ない白身魚のフライではかえって心血管イベントが増加することも報告されています（Circ Heart Fail 2011; 4: 404-413）．

食事パターン

　上記のように，野菜，果物，全粒穀物，魚は心血管イベントの抑制に有効ですが，今度はそれらを総合した食事パターンとして考えてみます．「魚，野菜，果物，ワイン，全粒穀物，オリーブ油」といった地中海式ダイエットパターンが有名です．疫学研究として Trichopoulou らは，22,000 例の検討で地中海式ダイエットは全死亡，心血管イベントの抑制と関連することを報告しています（N Engl J Med 2003; 348: 2599-2608）．介入試験としては Lyon Diet Heart Study などがあり，地中海式ダイエットにより冠動脈イベントの抑制が認められています（Circulation 1999; 99: 779-785）．欧米では，これらの事項を国民に啓発するために，米国農務省ホームページなどを利用しています．

　日本食も野菜，魚を中心としたバランスのよい食事と考えられていますが，農林水産省のホームページで「食事バランスガイド」として紹介されています．また，バランスのよい日本食が心血管イベントを抑制し，総死亡を減少させることが報告されています（BMJ 2016; 352: i1209）．心臓病を予防する食生活は，栄養士，医師，看護師とともに社会的に取り組むべき問題であると考えます．

POINT

心血管イベント予防のためには食事内容・食事パターンを考慮する

66 高血圧予防食は心不全発症も予防する
減塩・DASH食

　心血管イベントを予防するうえで，野菜，果物，全粒穀物，魚を増やすという食事パターンは重要で，高血圧を予防する食事の介入試験としてDASHという試験が欧米で行われています．もともとDASHは野菜，果物を多く，カルシウム，カリウム，マグネシウムを多く摂取し，脂肪と糖分を減らす食事メニューなのですが（カリウムを多く含むので，腎不全の患者には不適当），血圧を低下させ（N Engl J Med 1997; 336: 1117-1124, **図1**），食塩制限との相乗効果でさらなる降圧効果が認められること（N Engl J Med 2001; 344: 3-10, **図2**）が示されています．また，DASH食は心不全発症を抑制することも報告されています（Arch Intern Med 2009; 169: 851-857, **図3**）．

　食事パターンを実践するためには，1）個人的努力と，2）社会的アプローチがあります．個人的努力はもちろん大事なのですが，すでに多くの人が外食や加工食品を頻繁に利用している状況ですので，社会的介入が必要となります．市民への啓発以外に，加工食品中の食塩制限や野菜中心のメニュー作成の強化など，食品企業への社会的アプローチも必要です．欧米では，一般人にも向けたダイエット・ライフスタイルの目標も学会から出版されています（Circulation 2006; 114: 82-96, **表1**）．

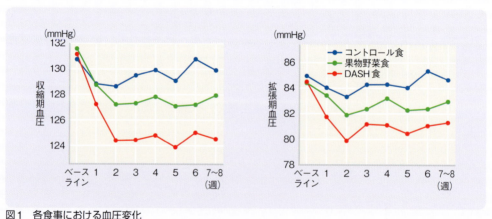

図1　各食事における血圧変化
DASH食では，コントロール食と比較して血圧値の低下を認めた．
（Appel, LJ et al: N Engl J Med 1997; 336: 1117-1124 より引用）

> footnote　DASH: Dietary Approaches to Stop Hypertension

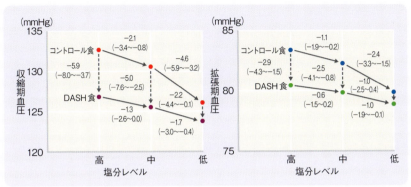

図2 塩分レベルとDASH食の相乗効果

DASH食にして，塩分レベルを低くすると相乗的に血圧値が低下した．

(Sacks, FM et al: N Engl J Med 2001; 344: 3-10 より引用)

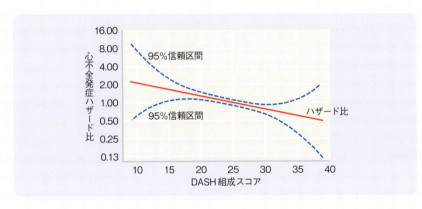

図3 DASH食と心不全発症率

DASH組成スコアが良好なほど，心不全発症率は低下した．

(Levitan, EB et al: Arch Intern Med 2009; 169: 851-857 より引用)

表1 心血管病変を減少させるためのダイエット，ライフスタイルの目標

1) 適正な総カロリー
2) 野菜，果物の摂取の重要性
3) 胚芽を含んだ全粒穀物，高繊維食の重要性
4) 魚油摂取の重要性
5) 糖分摂取の制限
6) 食塩摂取の制限

(American Heart Association Nutrition Committee: Circulation 2006; 114: 82-96 より引用)

POINT

 減塩と食事パターンは，血圧低下に相乗効果がある

脂肪酸：動物性の脂，魚の油，植物の油，マーガリンについて

　動物性の脂である飽和脂肪酸は動脈硬化に悪いという考えから，マーガリン，植物油を積極的に食事指導することが，国内外ともに過去にはありました．しかし，この指導は間違いであり，2015年ごろより急速に修正されてきています．

　飽和脂肪酸は肉や乳製品など動物性食品に多く含まれます．歴史的に飽和脂肪酸摂取量は冠動脈疾患を生じるリスクとされ，摂取量を制限することがすすめられてきました．その結果か最近では飽和脂肪酸摂取量と心臓病の関連が以前より弱くなっていることが指摘されています．

　不飽和脂肪酸には1）オリーブ油に多いオレイン酸，2）コーン油，ひまわり油，ベニバナ油を中心としたn-6系不飽和脂肪酸のリノール酸，3）しその実油などに含まれるαリノレン酸や魚油であるDHA（ドコサヘキサエン酸），EPA（エイコサペンタエン酸）といったn-3系不飽和脂肪酸があります（**図1**）．

　オリーブ油について単体での心血管イベント抑制効果は試験により有効性が一致していませんが，㊿で述べたように，地中海式ダイエットが心血管イベント抑制に有用であるという報告は多く，この食事パターン中にはオリーブ油が含まれます．魚摂取も疫学的に心血管イベント抑制を示しますが，EPA，DHAの効果によると考えられています．

　一方で，n-6系不飽和脂肪酸であるリノール酸を多く含むコーン油，ひまわり油，ベニバナ油などの植物油がそれほど体にいいというわけでもないこともわかってきました．リノール酸は必須不飽和脂肪酸で生体に必要であるため，最低限は摂取する必要はあります．しかし明らかな抗動脈硬化作用は確認されておらず，魚のように心血管イベント抑制効果が証明されているわけでもありません．

　マーガリンは体によいという考えは，明らかに間違っています．自然界には存在しないトランス脂肪酸がマーガリン，ショートニングなどには大量に含まれています．トラ

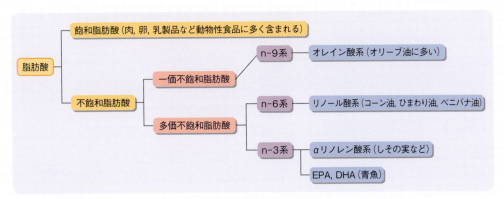

図1　脂肪酸の種類

ンス脂肪酸は動脈硬化促進と密接に関連することがわかり，海外では2005年ごろよりトランス脂肪酸の含有量に関する条例が出され，トランス脂肪酸摂取は行政的に規制されています．日本では，欧米よりもトランス脂肪酸の摂取量は少ないのですが，少なくともマーガリンが体によいとはいえません．

　結論として，動物性の脂が特別に心血管イベントを増加させるわけではなく，植物油が特別に心血管イベントを抑制するわけでもありません．

POINT

動物性の脂が特別に心血管イベントを増加させるわけではなく，植物油が特別に心血管イベントを抑制するわけでもない

68 末期心不全では低栄養に注意

　肥満は心不全の危険因子といわれていますが（68参照），心不全患者のデータベースでは，むしろ低体重が危険因子であり予後が悪くなります（Am J Cardiol 2008; 101: 89E-103E）．2008年にワシントンで開催されたカヘキシー・コンセンサス・カンファレンスにおいて，心不全にみられるカヘキシーの概念と定義が提唱されています（Clin Nutr 2006; 25: 311-318）．それによると，カヘキシーは交感神経活動の亢進，炎症性サイトカインの増加，インスリン抵抗性の増大などを基盤とする蛋白異化，脂肪融解，骨量減少など多くの因子を包括した概念です（図1）．心不全患者に認められる炎症性サイトカインの由来については，腸管浮腫の存在により腸管の透過性が亢進し，腸管内のグラム陰性菌のエンドトキシンが血中に流出，エンドトキシンは細胞に働いて炎症性サイトカインを産生させるという説があります（Lancet 1999; 353: 1838-1842）．

　健常人では1日250〜350gの筋蛋白がアミノ酸に分解され，一部は蛋白合成に再利用され，一部のアミノ酸は血中にプールされます．その一部は肝臓で糖新生を受けグルコースとなり，エネルギーとして使用されます．一般にカテコラミン，炎症性サイトカイン，コルチゾールは蛋白異化を亢進し，インスリン，テストステロン，insulin like growth factor（IGF）-1は蛋白同化を亢進します．心不全では，コルチゾール，カテコラミン，炎症性サイトカインの血中濃度は上昇し，インスリン抵抗性，テストステロン低下などが認められ，蛋白異化と同化のバランスに異常が生じていると考えられています（Am J Cardiol 2008; 101: 11E-15E, 図2）．

　カヘキシーにみられる脂肪組織の減少には脂肪分解の亢進があると推測されています．交感神経系の亢進に伴うカテコラミンや，炎症の亢進に伴うtumor necrotic factor（TNF）-αの作用で脂肪組織中のリポ蛋白リパーゼ（LPL）の活性が高まり，脂肪細胞中の脂肪が分解されます．またインスリンは脂肪分解を阻害しますが，心不全ではインスリン抵抗性が認められ，脂肪分解優位な状態になっていると推測されます．さらに，ナトリウム利尿ペプチドの脂肪融解作用が報告されています（Clin Nutr 2007; 26: 1-6）．

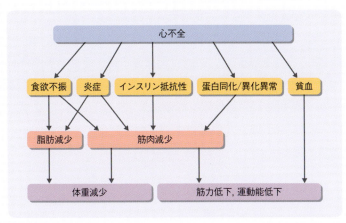

図1　カヘキシーの概念図

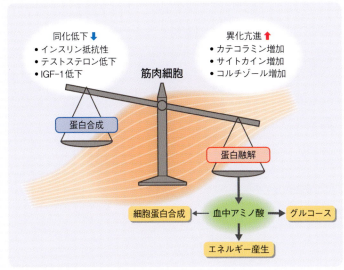

図2　蛋白異化と同化のバランス

心不全では，蛋白の同化・異化のバランスが崩れており，蛋白合成が低下，蛋白融解が亢進している．
(Pasini, E et al: Am J Cardiol 2008; 101: 11E-15Eより引用改変)

POINT

心不全では筋肉・脂肪の喪失が生じている

69 シンプルな低栄養の評価

　臨床的には，特に理由もなく体重減少が生じ始めたら低栄養を疑うきっかけになります．栄養状態の評価方法としては，主観的包括的栄養アセスメント（SGA）と客観的栄養指標アセスメント（ODA）の2つがあります．SGA は問診などによる食事摂取状況の評価や身体所見から，評価者が主観的に栄養状態を評価します．ODA は，血液検査などから栄養指標の数値をもって客観的に栄養状態を評価します．ODA には，血清アルブミン値，総リンパ球数，総コレステロール値から栄養状態を評価する PNI，NRI，GNRI，CONUT 法などのスコアも報告されています（表1，2）．

　しかし，これらは多忙な日常診療においては必ずしも簡便に行えるものではなく，より簡単な指標が望まれます．まずは，半年程度での体重の5，6％以上の体重減少で疑い，前述の CONUT スコアに含まれる血清アルブミン値を参考にするのもよいと考えます．実際，慢性心不全・急性心不全ともに血清アルブミン値は強い予後予測因子です（Int Heart J 2012; 53: 234-237, Am J Cardiol 2016; 117: 1305-1309，図1）．また，筋肉量，脂肪量，骨量の測定には従来は DEXA を用いていましたが，時間を要し実臨床には応用しにくい検査です．そこで，最近は部位別生体電気インピーダンス法による体組成計を用いた簡便な評価法の検討が多く行われています．予後不良の心不全患者では経時的な筋肉量と脂肪量の減少が認められます（図2）．

表1　代表的な栄養因子を含む全身状態把握のための指標

Prognostic Nutritional Index（PNI）
　PNI スコア＝10×血清アルブミン値（g/dL）+0.005×総リンパ球数（/μL）
　栄養状態：正常（＞38），中等度低栄養（35〜38），高度低栄養（＜35）

Nutritional Risk Index（NRI）
　NRI スコア＝（1,519×血清アルブミン値 [g/dL]）+（41.7×現在の体重 [kg] /理想体重 [kg]）
　栄養障害による危険性：高度（≦83.5），中等度（83.5＜　≦97.5），低い（97.5＜　≦100），ない（100＜）

Geriatric Nutritional Risk Index（GNRI）
　GNRI スコア＝14.89×血清アルブミン値（g/dL）+41.7×（BMI/22）
　栄養障害による危険性：高度（＜82），中等度（82≦　＜92），低い（92≦　＜98），ない（98≦）

（Ignacio de Ulibarri, J et al: Nutr Hosp 2005; 20: 38-45 より引用改変）

footnote
SGA：Subjective Global Assessment，主観的包括的栄養アセスメント
ODA：Objective Data Assessment，客観的栄養指標アセスメント
CONUT：Controlling Nutrition Status
DEXA：Dual Energy X-ray Absorptiometry

表2　CONUTスコアと評価

血清アルブミン値：ALB (g/dL)　スコア①	≧3.50　0	3.00〜3.49　2	2.50〜2.99　4	＜2.50　6
総リンパ球数：TLC (/μL)　スコア②	≧1,600　0	1,200〜1,599　1	800〜1,199　2	＜800　3
総コレステロール値：T-cho (mg/dL)　スコア③	≧180　0	140〜179　1	100〜139　2	＜100　3
栄養レベル　CONUT スコア（①＋②＋③）	正常　0〜1	軽度異常　2〜4	中等度異常　5〜8	高度異常　9〜12

(Ignacio de Ulibarri, J et al: Nutr Hosp 2005; 20: 38-45 より引用改変)

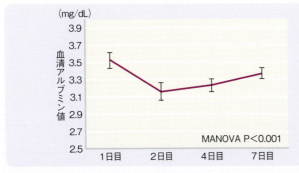

図1　急性心不全におけるアルブミン推移

急性心不全においてアルブミンは低下する．

(Nakayama, H et al: Am J Cardiol 2016; 117: 1305-1309 より引用)

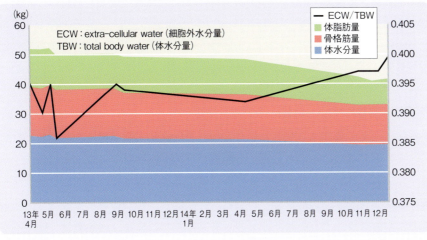

図2　ある心不全患者のInBodyによる体成分の変化

1年の経過で骨格筋量，体脂肪量は低下し，細胞外水分量は上昇した．

POINT

低栄養の把握にはCONUTスコアなどの式があるが，簡単には血清アルブミン値，インピーダンス法などで把握する

70 栄養付加の観点からの食事指導の実際

　現状における低栄養の治療法としては適切な栄養補助と運動療法を組み合わせることと考えられます．

　充分な栄養を摂取するうえで問題になるのが従来の肉と卵を制限する指導です．いずれも蛋白質を多く含みますので，低栄養の患者にはぜひとも摂取してほしい食品です．幸い最近の疫学研究では，赤身肉 100 g，卵 1 個程度は将来の心血管イベントと無関係であることが判明したので（Eur J Clin Nutr 2012; 66: 687-693, Br J Nutr 2006; 96: 921-928），低栄養の心不全患者には国内外で急速に栄養付加の概念が普及してきています．**図 1** に心臓病を予防する食事，無関係な食品，惹起する食品を示します．また理想体重からハリスベネディクトの式，または体重あたり 25～30 kcal を基準とした簡易式を用いて総エネルギーを計算することにより，過不足ないカロリー計算を心がけます．

　慢性心不全における栄養補助としては，経口アミノ酸サプリメント（8 g/日）により，心不全患者の運動能力が 30 日後に改善したという報告や，心不全患者の左室駆出率が 6 ヵ月後に改善したという報告があります（Am J Cardiol 2008; 101: 104E-110E）．また高カロリーサプリメントを用いた検討では，1 日 600 kcal（蛋白 20 g，炭水化物 72 g，脂肪 26 g）のサプリメントを 6 週間，カヘキシーである心不全患者に投与したところ，有意に体重増加（主に脂肪組織の増加），血中コレステロール値の増加，血中 TNF-α 値の低下を認め，Minnesota Living with Heart Failure Questionnaire による QOL も改善したとの報告もあります（J Cachexia Sarcopenia Muscle 2010; 1: 35-42）．

　急性心不全では慢性心不全と比較して，1）炎症性サイトカイン，カテコラミン系，ナトリウム利尿ペプチド系が活性化することから，蛋白異化，脂肪融解がさらに活性化するうえに，2）努力呼吸による呼吸筋の仕事量が増え，3）肝うっ血によりアルブミン生成が低下し，4）食事摂取量も減少する環境になることなどが，急速に栄養状態を悪化させると推測できます．可能な限り絶食状態を回避し，経口摂取が十分でない場合は，経腸または静脈栄養を適宜考慮する必要があると思われます．経腸栄養の効果には腸管粘膜の維持，萎縮予防，免疫維持，腸管運動障害による腸管細菌の異常増殖の抑制

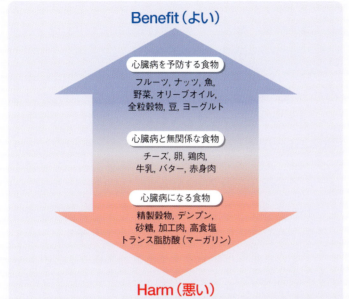

図1 エビデンスによる心血管イベントと食品の関係
（Mozaffarian, D: Circulation 2016; 133: 187-225 より引用）

などが期待されます．急性期ではカテコラミン，炎症性サイトカインの上昇により蛋白，脂肪融解が生じますが，その際に内因性のエネルギーが産生されます．したがって，慢性心不全のときのようにカロリー計算から得られる必要栄養量の100％を経腸栄養として投与すると過剰栄養となり，高血糖，感染リスクの増大などのデメリットも予想されます．栄養過剰にならないように，理想体重から総エネルギーを計算して低用量から開始し，徐々に増量，急性期はその60％を目標として投与するようにします．

POINT

低栄養では，慢性心不全，急性心不全ともに栄養付加を考える

71 水分と塩分指導の新たな注意点

水分制限

　水分制限はよく問題になる事項ですが，実は心不全に関してエビデンスはありません．確かに，水分制限が守れずに体に水分が貯留して心不全が悪化した結果，入院となることは多くみられます．したがって，臨床的には中程度以上の心不全患者では1.5L/日前後の水分量に制限しますが，末期心不全患者では水分制限を守っていても肺うっ血がみられるようになります．実際の外来患者においては，飲水量と尿量を正確に把握することは困難，もしくは不可能な症例も多くなります．飲水過多による体重増加が認められなければよいわけで，セルフチェックにて体重が増加しない範囲（⑱参照）なら許容されると思われます．なお，ここで鑑別が必要なのが水分によらない筋肉・脂肪が増えることによる体重増加です．低栄養にならないような配慮が必要なことは前述しましたが，体重増加と水分については，血中BNPを参考に表1のように考えます．

　フロセミド抵抗性の浮腫に対して用いられるトルバプタンでは，投与にて半日で数Lの尿量が得られる患者もいるので，この場合は飲水制限を解除し，自由飲水とします（㉟参照）．なお，急性心不全患者では水分・塩分制限を行っても3日後の体重変化，うっ血変化などが変わらないという報告もあります（JAMA Intern Med 2013; 173: 1058-1064, 図1）．

塩分制限

　心不全患者における食事中の塩分量もエビデンスはありません．高血圧は心不全の原因疾患ですが，高血圧の原因には食塩摂取過多もあげられますので，一次予防の観点から1日6g未満が推奨されます（高血圧治療ガイドライン, 2014）．加工食品の表示はナトリウム含量になっていることが多く，食塩に換算する必要があります．

　　　ナトリウム（mg）× 2.54 ÷ 1,000 ＝食塩相当量（g）

　なお，人生の最終段階で，減塩により食事摂取量が低下する場合は，緩和ケアの一環として減塩を撤廃するという試みもされています（㉔参照）．

表1 体重増加と水分について

	体重増加	体重減少
BNP増加	水分貯留	重症心不全 カヘキシー
BNP減少	栄養改善の可能性 アルブミン，インピーダンス計などでも確認	必要エネルギーに達していない可能性を疑う

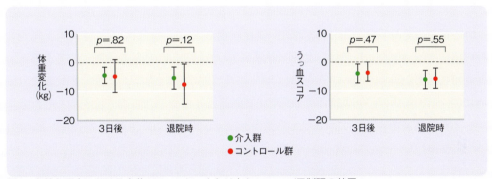

図1 急性心不全における水分800 mL/d，ナトリウム800 mg/日制限の効果
急性心不全では，塩分・水分制限介入群と通常治療群において，体重変化（左図），うっ血スコア（右図）ともに，3日後，退院時ともベースラインからの変動は同等であった．
（Aliti, GB et al: JAMA Intern Med 2013; 173: 1058-1064 より引用）

POINT

水分制限は体重増加を認めない範囲で許容し，トルバプタン投与時には緩和する．
塩分制限は6g未満/日とする

72 絶対！！ 禁煙と禁酒

タバコ

　タバコは従来，肺がん，肺気腫の原因となることはよく知られていましたが，心疾患，脳卒中，大動脈瘤，閉塞性動脈硬化症との強い関連も指摘されています．タバコによる悪化機序としては，タバコが動脈硬化の形成に関与するという慢性的な機序とともに，タバコ煙に含まれる有害物質が末梢血管の収縮，血圧上昇，心拍上昇をきたし，血管内皮機能障害，血小板凝集能の亢進を生じたり，急性心筋梗塞を起こすなど，急性的な機序も考えられています．

　わが国では能動喫煙で毎年13万人，受動喫煙で1.5万人が亡くなっており，喫煙の死亡に関するリスクとしては，血圧，糖尿病よりもはるかに危険な，第一位であることが報告されています（Lancet 2011; 378: 1094-1105）．二次予防として，急性心筋梗塞後の患者において，禁煙が心筋梗塞再発や死亡を抑制することが報告されています．心不全についても，ACE阻害薬エナラプリルの効果を検討したSOLVD（N Engl J Med 1991; 325: 293-302，N Engl J Med 1992; 327: 685-691）のタバコについてのサブ解析結果において，同様の結果が報告されています．心不全を伴った心筋梗塞後の患者において喫煙は心不全入院，心筋梗塞再発，生存率を悪化させる因子であり，禁煙によりタバコの有害な効果は消失することが示されています（J Am Coll Cardiol 2001; 37: 1677-1682，**図1**）．

　さらに重要なことは，これらの循環器疾患への悪影響は受動喫煙でも認められ，心筋梗塞の一次予防については，受動喫煙の禁止条例により効果が認められることです（N Engl J Med 2008; 359: 482-491）．つまり，禁煙条例が敷かれた地域では，心筋梗塞の発症が低下するのです．受動喫煙の防止のためには，分煙や空気清浄機では効果がなく，完全に敷地内・区域内を禁煙にする必要があり，国や自治体レベルでの政治的な取り組みが必要です．

　兵庫県では，受動喫煙による健康への悪影響から県民を守るため，「受動喫煙防止条例」を2013年4月1日より施行しました．公共の施設や飲食店の一部が全面禁煙となっ

---

footnote　SOLVD : Studies of Left Ventricular Dysfunction Treatment Trial

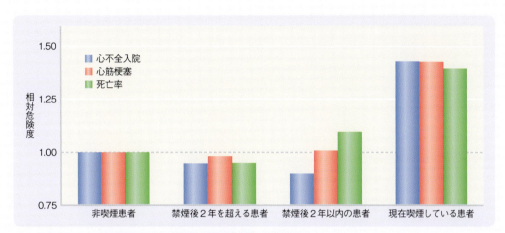

図1　禁煙による心筋梗塞後心不全患者の相対危険度への影響
現在喫煙している患者（右端）の心不全入院，心筋梗塞発症，死亡率は，禁煙した患者より高い．また，禁煙の効果は2年以内にすでに現れている．
（Suskin, N et al: J Am Coll Cardiol 2001; 37: 1677-1682 より引用）

たのですが，条件が比較的遵守された神戸市では急性冠症候群の発生数がその後減少しました（Circ J 2016; 80: 2528-2532）．したがって，心臓病予防のためには能動喫煙だけでなく受動喫煙もなくす必要があります．

アルコール

心不全におけるアルコール制限にはエビデンスがないのですが，日本酒換算（アルコール15％）にして1合程度なら疫学的に問題はないであろうといわれていました．しかし，脳出血とアルコールの関係はJカーブではなく直線的であることより，やはり禁酒すべきです．また，心臓移植の適応検討会でも患者は禁煙・禁酒を求められます．したがって若い心不全患者ほど，禁酒が必要です．

POINT

 患者本人が禁煙するだけでなく，受動喫煙も避ける．禁酒も同時に推奨する

73 ワクチン接種のススメ
インフルエンザ・肺炎球菌ワクチン

　肺炎は，抗菌薬の開発によって一時的に激減したのですが，高齢化社会においては肺炎死亡者数が増加しており，2011年には悪性新生物，心疾患の次に脳血管疾患と並ぶ死亡数となっています（成人肺炎診療ガイドライン，2017，図1）．

　インフルエンザワクチンは接種により完全に感染を防止するものではなく，「インフルエンザに感染しない」ことや，「インフルエンザで死亡しない」ことを保証するものではありません．特に若年者におけるワクチンの有効性は，高齢者に比較して確認しにくく，症状のある日数の短縮，症状の軽減が主な効果です．しかし高齢者では，このようなワクチンの症状を緩和する効果が全身状態を悪化させるのを防ぎ，最終的には生存率にまで影響してくる可能性が考えられます．心不全患者は高齢であること以外に，喘息，肺気腫の合併もしばしば認めますので，ワクチン接種の対象となります．

　肺炎球菌ワクチンは，インフルエンザシーズンにおける市中肺炎の原因菌として肺炎球菌が半数近くを占めることより，接種の検討が必要です．肺炎球菌ワクチンの接種により，肺炎死亡リスクの軽減や（Clin Infect Dis 2006; 42: 1093-1101），インフルエンザワクチンの併用による入院回数の減少が報告されています（J Am Geriatr Soc 2004; 52: 1410）．

　厚生労働省は2014年10月より65歳以上の高齢者に対する肺炎球菌ワクチンの定期接種を開始しました．急性の呼吸器疾患を契機に全身状態が悪化し，心血管イベントを発症することは臨床上しばしば経験されるのですが，肺炎球菌ワクチンが急性呼吸器疾患を抑制した結果，心血管イベント抑制する可能性も示されています（CMAJ 2008; 179: 773-777, Clin Infect Dis 2010; 51: 1007-1016，図2）．このようなワクチンの効果は医療費の抑制にもつながりますし，患者のADL, QOLが肺炎によって極端に低下することの予防にもなります．

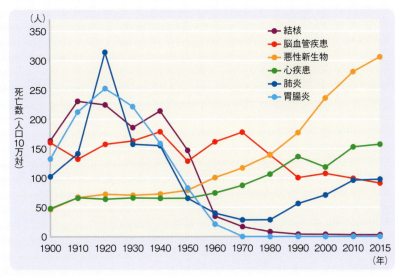

図1 日本人の死因の推移

(厚生労働省：人口動態統計〔2015（平成27）〕年より作成)

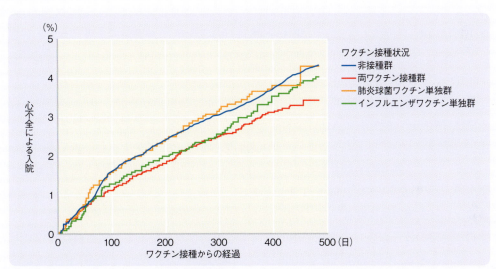

図2 ワクチン接種による心不全入院の抑制効果
高齢者において，インフルエンザワクチン＋肺炎球菌ワクチンの接種は心不全入院を抑制した．
(Hung, IF et al: Clin Infect Dis 2010; 51: 1007-1016 より引用)

POINT

 高齢者ではインフルエンザワクチン，肺炎球菌ワクチンの接種を検討する

74 安全な入浴のための注意点

　風呂に入るという習慣は日本人にとっては基本的なことであり，あらゆるメディアに温泉情報があふれていることからもその関心の高さがうかがえます．一方，欧米ではシャワー浴が大半なので，入浴に関するエビデンスはありません．むしろ従来，心不全患者に対する入浴は血行動態を悪化させるのではないかと考えられた時代もありました．しかし，心不全患者の入浴に関する血行動態も詳細に検討されており，適切な入浴は安全であることがわかってきました．

　心不全患者を対象にSwan-Ganzカテーテル，呼気ガス，心エコーなどを行った結果，41℃の半座位入浴により右心系圧は一時的に上昇するのですが，その後は前値よりも低下し，前負荷，後負荷が減少する結果，心拍出量，左室駆出率が増加することが報告されています（Circulation 1995; 91: 2582-2590，**図1**）．患者の酸素消費量を増加させないようにストレッチャーで搬送し，自動的に昇降する浴槽を用いて入浴させた結果，入浴だけによる酸素消費量増加はわずか0.3 METsであることや，たいていの患者は40℃の湯温ではぬるいと感じ，42℃では熱いと感じるので，41℃が適温であることも考察されています（Therapeutic Research 1991; 12: 1256-1262）．

　具体的な指導法を述べます．まず，湯につかると水圧により静脈血の還流量が増し，一過性に右心圧，肺動脈楔入圧が上昇する現象が観察されますので，深く水圧のかかる入浴は避けるようにします．つまり，1）湯は浅くはり，2）鎖骨下くらいまで湯につかります．次に，湯の温度も大事です．熱い湯ではよりいっそう肺動脈楔入圧が上昇しますので，41℃くらいのぬるめの湯温にします．最後にもうひとつ，家庭での入浴の注意点として，寒冷時に脱衣所では血圧が上昇し，入浴直後も血圧が上昇するのですが，その後過度の降圧が生じて湯船の中で失神する可能性があります．脱衣所は暖かくして，ゆっくり湯につかるようにします．また，湯から上がろうとして急激に立位をとると水圧も解除されますので，いっそう低血圧による失神を生じやすくなります．湯から上がるときはゆっくり上がります（**表1**）．

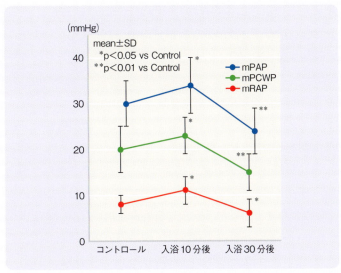

図1　41℃半座位入浴10分間による血行動態の変化

mPAP（平均肺動脈圧），mPCWP（平均肺動脈楔入圧），mRAP（平均右房圧）は入浴10分後有意に上昇したが，むしろ30分後では有意に前値より低下した．
（Tei, C et al: Circulation 1995; 91: 2582-2590 より引用）

表1　心不全患者の入浴時の注意点

- 湯は41℃くらいまで
- 長時間つからない（最長でも10分くらいまで）
- 湯の高さは鎖骨下まで
- 冬場は脱衣所を暖かく
- 急に湯につからない
- 急に湯から出ようと立ち上がらない
- 体を洗うときはシャワーを使用

　高温で深い湯に長時間つかった場合は，息苦しさが増加し，相当な負担を感じることもあります．特に，旅行先などでは湯温が高く，湯船が深く，しかも長時間入浴しがちなので注意が必要です．また，体を洗うときに湯を汲んで体にかける作業は意外と負担がかかり，患者によっては息苦しく感じますので，シャワーを使用します．

POINT

ポイントをおさえておけば入浴は安全・快適に行える．ただし，ポイントをおさえておかないと，かえって息苦しさを感じることになる

75 安全な旅行のための注意点

　旅行については，心不全患者がどのようにすべきかというエビデンスはありません．NYHA Ⅲ度以上ではすすめられませんが，Ⅱ度以下なら気分転換のためにもよいかもしれません．ではどのような危険性があって，介入点があるのか考えてみましょう．チーム医療による患者指導の腕の見せどころです．

　旅行には，1）交通機関は何か，2）歩行する距離と坂道・階段などの傾斜の有無，3）季節，4）食事量，5）飲酒機会があるか，6）一緒に旅行をする人は病気に対して理解があるか，7）温泉に入るか，8）緊急時に病院は近くにあるか，9）海外であるか国内であるかという組み合わせが，ざっと考えただけでもあります（**表1**）．ひと口に旅行といってもこれらの選択肢を組み合わせていくと，安全な旅行から危険な旅行まで多くの組み合わせができることがわかります．一番安全なのは，国内の近場を旅行することで，ほとんど歩くことはなく，移動は乗り物を利用し，同伴者が心不全を理解しており，多量の食事摂取や，飲酒，長時間温泉に入ることを諌めてくれ，病気が悪化したときは近くの病院まで搬送してくれるような場合です．季節は春か秋がよいでしょう．逆に危険なパターンは，心不全の理解がない人たちと行動をともにし，長距離の歩行，多量の食事・飲酒をし，長時間温泉に入る場合です．炎天下は脱水になりやすく，極寒の露天風呂は心臓発作の危険を高めると予想されます．また，旅行中は内服が不規則になる患者もいます．

　私は患者から旅行に行きたいといわれた場合，まず国内の近場で短い日数から試みるように提案しています．最終的には海外旅行をする患者も多いですが，その場合，万一，病気が悪化した場合に備えて，英語の紹介状も書いて渡しています．飛行機の中の酸素分圧は気圧が低くなるのに応じて低くなりますが，客室は0.8気圧以上になるように与圧されていますので，NYHA Ⅱ度までの患者なら，それほど動脈血酸素分圧（PaO_2）が低下することはないと思います．

　最近では，心不全患者でも仕事を積極的にこなし，国内外出張の多い方もいますが，

表1　心不全患者の旅行の注意点

1）交通機関	自家用車，タクシーなどを使用し，なるべく歩かないほうが安全
2）歩行する距離と坂道・階段などの傾斜の有無	歩行距離は短く，平地をゆっくり歩く
3）季節	春か秋がよい
4）食事量	多量の飲食をしない
5）飲酒機会があるか	旅行中は禁酒
6）一緒に旅行をする人は病気に対して理解があるか	心不全に対して理解があり，患者の行動を補助してくれる人がよい（家族がよい）
7）温泉につかるか	10分以内で鎖骨下まで，高い湯温は避ける（入浴の項目74参照）
8）緊急時に病院は近くにあるか	緊急時のことを考え，山の中など，医療機関が近くにない場所は避ける
9）海外であるか国内であるか	最初は国内旅行から

今まで30年間，私の受け持ちのNYHA II度以下の心不全患者で，旅行中に（海外も含めて）急変された症例は1例もありません．ただし，うまく私の指導が行き届いていなかった場合，旅行後に数日間足や顔がむくんでしまい，一過性に心不全が悪化したケースが数例ありましたので（入院には至らず），十分検討してチームにより指導すべき内容と思います．

POINT

旅行には注意点，危険な点が多く潜んでおり，安全な旅行が一変して危険な旅行となることもある．頭の中でシミュレーションして，注意点を細かく検討することが必要．NYHA III度以上の患者では，原則禁忌である

76 心不全患者における性的問題の考え方

　日本ではこの話題について患者から質問されることは多くないようです．というのはやはり話題にしにくいからだと思います．もうひとつは，高齢の患者が多いせいかもしれません．欧米の対象患者年齢はやや若いようで，平均年齢55歳（J Heart Lung Transplant 1999; 18: 1133-1138），65歳（Prog Cardiovasc Nurs 2009; 24: 141-148）という報告もあります．もちろん，もう少し高齢患者が対象の研究もありますが，対象患者に高齢者を多く含むほど，性的問題が取り上げられる頻度は低くなることが予想されます．医学書には，運動強度をもとにした記載があり，NYHA Ⅱ度までなら運動強度からは性行為は可能であると書いてあります．ではチーム医療から考えた視点としてどのような切り口があるのでしょうか？

　欧米では，まず性生活に関する問題点をいくつかに分けて分析しています．
1. 合併症として糖尿病がある場合，男性の性機能不全を生じやすい．
2. 性行動が心臓発作を誘発する可能性がある．
3. 心不全治療薬であるβ遮断薬は男性の性機能不全を助長することがある．
4. 性機能改善薬であるPDE Ⅴ阻害薬は硝酸薬との併用で過度の低血圧を生じるので，硝酸薬を使用する患者には投与禁忌．

　心不全患者では性的興味も薄れることが報告されています（Eur J Cardiovasc Nurs 2002; 1: 61-67，図1）．このような切り口はチーム医療の実臨床に沿ったものといえるでしょう．しかし，欧米でさえも性的な話題は医療現場では避けられる傾向にあり，看護師ですらカウンセリングの必要性を感じながら，なかなか実行できないでいるようです（Eur J Cardiovasc Nurs 2010; 9: 24-29）．日本人は欧米人よりも性的な話題をオープンにしないでしょうし，ひょっとしたら欧米と比較すると性衝動も弱い民族かもしれません．また患者の年齢層も日本のほうが高齢者にシフトしているかもしれませんが，若年者だけの問題でもなく，高齢者も問題にしなければならない場合もあると思います．いずれにしても，国民ごと，社会ごとに，また年齢層ごとに異なった意味を持つ話であり，一様な内容で済む話ではなく，患者により違ったとらえ方をしなければならないと思います．

---

footnote　PDE：phosphodiesterase

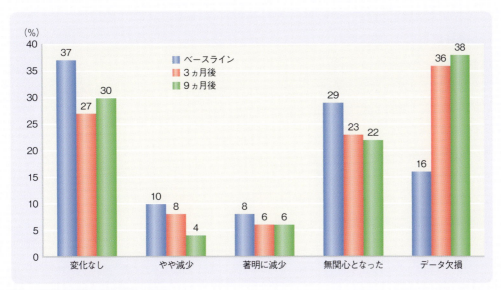

図1 心不全患者の性的関心の推移
心不全を契機に1/3の患者では変化ないが，2/3の患者では性的関心が低下した．
(Jaarsma, T: Eur J Cardiovasc 2002; 1: 61-67 より引用)

　評価するときの注意事項として以下のことも考えなくてはなりません（J Cardiovasc Nurs 2010; 25: 159-164）．

1. プライバシーの保たれた部屋での質問．
2. 患者との信頼関係を構築する．
3. 正しく，丁寧な言葉で患者と会話する．
4. 話を切り出すタイミングにも注意を払う．
5. 内容は男女で異なる．

POINT

単に性生活，性行為が可能かどうかだけに焦点をあてず，必ず患者個人の全体像・背景から考える

77 心不全患者における妊娠の考え方

心不全を合併していてもNYHA Ⅱ度までなら男女ともに性行為自体は可能ですので，若くして発症した拡張型心筋症患者などの心不全患者が妊娠する可能性はあります．心不全患者が妊娠した場合の問題点は，母体にかかる血行動態負荷と，胎児にかかる低酸素血症，薬剤の影響に大別できます．「心疾患患者の妊娠・出産の適応，管理に関するガイドライン（2010年改訂版）」では，NYHA Ⅰ・Ⅱ度で母体死亡率0.4％，Ⅲ・Ⅳ度で6.8％，胎児死亡率は30％という記述がありますが，胎児は母体よりもはるかに弱く，母体に負担がかかり始めると，もはや生存できないことを示唆しています（心疾患患者の妊娠，出産の適応，管理に関するガイドライン（2010年改訂版），**表1**）．

表1　妊婦，胎児の予後に影響を与える心疾患

	規定因子	オッズ比（95％信頼区間）	p
母体	心血管イベントの既往	6（2〜21）	0.0044
	症候性持続性不整脈	17（6〜47）	0.0001
	NYHA＞Ⅱまたはチアノーゼ	15（3〜70）	0.0009
	左心狭窄疾患*1（左室流出路または流入路狭窄）	7（3〜18）	0.0001
	心機能障害*2	9（3〜32）	0.0011
児	NYHA＞Ⅱまたはチアノーゼ	8（2〜30）	0.0035

母体では，心不全，症候性持続性不整脈，脳梗塞の発生をもって予後不良とした．児では，死亡，早期産児，呼吸促迫症候群，脳室内出血，子宮内胎児発育不全を予後不良とした．
*1 大動脈弁弁口面積＜1.5 cm^2，僧帽弁弁口面積＜2.0 cm^2，左室流出路収縮期圧較差＞40〜50mmHg
*2 体心室駆出率＜35〜40％または拘束型心筋症，肥大型心筋症，チアノーゼ性心疾患

（Siu, SC et al: Circulation 1997; 96: 2789-2794 より引用改変）

妊娠時に母体の循環血漿量，心拍出量は50％近く増加するといわれています．このことが誘引となって，心不全の状態が悪化する可能性があります．たとえ，妊娠前はNYHA Ⅰ度の状態であって，内服が中断できるくらいで良好な経過であったとしても，妊娠後に心不全症状が悪化する可能性は十分にあります．また，心不全の治療薬は胎児に対して有害なものがほとんどです（**表2，3**）．たとえば，標準治療薬であるACE阻害薬，ARBは流産・死産を起こすため投与は禁忌です．β遮断薬も，胎児への危険性の確実な証拠が存在する薬と表現されています．また，ループ利尿薬は子宮胎盤血流低下のおそれがあります．したがって，心疾患患者の妊娠は，強制力はないものの，避け

表2 主な抗心不全薬の特徴（妊娠中および授乳中の使用）

薬剤	分類	FDA勧告[*1]	特徴・副作用	催奇形性	使用中の授乳	添付文書[*2] 妊婦	添付文書[*2] 授乳
フロセミド	利尿薬	C(D)	子宮胎盤循環低下，胎児脱水	なし	恐らく可能	2	1
スピロノラクトン	利尿薬	C(D)	女性化作用の可能性	なし	恐らく可能	2	1
クロロサイアザイド	利尿薬	C(D)	血小板減少，溶血性貧血	なし	可能	2	1
ジゴキシン	ジギタリス	C	徐脈，LBWI	なし	可能	2	
ニトログリセリン	硝酸薬	B	使用報告少ない	なし	恐らく可能	2	1
硝酸イソソルビド	硝酸薬	C	使用報告少ない	なし	恐らく可能	2	1
カルベジロール	β遮断薬	C→D	IUGR，徐脈，低血糖	なし	潜在的毒性	1	1
メトプロロール	β遮断薬	C→D	IUGR，徐脈，低血糖	なし	潜在的毒性	1	1
ヒドララジン	末梢血管拡張薬	C	頭痛，新生児血小板減少	なし	恐らく可能		
カプトプリル[*3]	アンジオテンシン変換酵素阻害薬[*3]	C→D	胎児腎形成障害，腎不全，羊水過小	あり[*3]	可能	1	1
エナラプリル[*3]	アンジオテンシン変換酵素阻害薬[*3]	C→D	胎児腎形成障害，腎不全，羊水過小	あり[*3]	恐らく可能	1	1
カンデサルタン[*4] ロサルタン[*4]	アンジオテンシン受容体拮抗薬[*4]	C→D	胎児腎形成障害，腎不全，羊水過小	あり[*4]	恐らく可能	1	1
ミルリノン	PDEⅢ阻害薬	C	使用報告少ない	なし	恐らく可能	2	1
アムリノン	PDEⅢ阻害薬	C	使用報告少ない	なし	恐らく可能	1	1
オルプリノン	PDEⅢ阻害薬		使用報告少ない			1	1
カルペリチド	hANP		使用報告少ない			2	1
ドパミン	カテコラミン	C	使用報告少ない	なし	恐らく可能		
ドブタミン	カテコラミン	B	使用報告少ない	なし	恐らく可能		
イソプロテレノール	カテコラミン	C	使用報告少ない	なし	恐らく可能	2	

hANP：ヒト心房性ナトリウム利尿ペプチド，IUGR：子宮内胎児発育不全，LBWI：低出生体重児，PDEⅢ阻害薬：ホスホジエステラーゼⅢ阻害薬

注）薬剤情報は"Drugs in Pregnancy and Lactation 8th edition（2008）"（文献1）に従った．空欄は記載の無い薬剤である．
*1 B→D/C→D：妊娠第1期の使用はBまたはC分類だが，妊娠第2～3期の使用はD分類となる．
   C（D）：通常はC分類だが，妊娠高血圧に使用の場合はD分類となる
*2 薬剤添付文書による，（妊産婦/授乳婦）への投与に関する情報，空欄は記載なし
   1 禁　　忌：妊婦または妊娠している可能性のある婦人には投与しないこと．また，投与中に妊娠が判明した場合には，ただちに投与を中止すること．授乳中の婦人に投与することを避け，やむを得ず投与する場合には授乳を中止させること．
   2 相対禁忌：治療上の有益性が危険を上回ると判断される場合のみ投与．妊娠または妊娠している可能性のある婦人には投与しないことが望ましい．
*3 アンジオテンシン変換酵素阻害薬は催奇形性が報告されているため（文献1），妊娠第1期の投与にも厳重な注意が必要である
*4 同様な作用機序のアンジオテンシン受容体拮抗薬も，催奇形性への注意が必要である．
文献1）Briggs, GG et al（ed）：Drugs in Pregnancy and Lactation（8th ed）．Lippincott Williams & Wilkins, 2008
（日本循環器学会．心疾患患者の妊娠，出産の適応，管理に関するガイドライン（2010年改訂版）．http://www.j-circ.or.jp/guideline/pdf/JCS2010niwa.h.pdf（2011年4月閲覧）より引用）

表3　米食品医薬品局（FDA）の薬剤胎児危険度分類（pregnancy category）

カテゴリー	米食品医薬品局基準
A	ヒトの妊娠第1期（あるいはそれ以降）の女性の対照研究において，胎児への危険性が証明されず，胎児への障害の可能性が低いもの
B	動物の生殖研究では胎児への危険性は証明されていないが，ヒトの妊婦に対する対照研究が実施されていないもの．あるいは，動物の生殖研究では胎児への有害作用が証明されているが，ヒトの妊娠第1期の対照研究では胎児への有害性が証明されず，妊娠中期以降の危険性が証明されていないもの
C	動物の研究では胎児への有害作用（催奇形性，胎仔毒性）が証明されているが，ヒトの妊婦に対する対照研究が実施されていないもの，あるいは，ヒト・動物ともに研究が実施されていないもの．潜在的な利益が胎児への潜在的な危険性より大きい場合にのみ使用すること
D	ヒト胎児への危険性の確実な証拠が存在するが，その危険性にもかかわらず，特定の状況（例えば，生命が危険にさらされている状況や重篤な疾病において，安全な薬剤が使用できないか無効な場合など）では，妊婦への使用による利益の方が容認されるもの
X	動物またはヒトでの研究で胎児異常が証明されるか，ヒトでの使用による胎児への危険性の証拠が存在し，使用による潜在的な利益よりも危険性の方が明らかに大きいもの．妊婦または妊娠する可能性がある女性には禁忌なもの

（Briggs, GG et al (ed): Drugs in Pregnancy and Lactation (8th ed). Lippincott Williams & Wilkins, 2008 より引用）

るほうが安全です．

　すでに妊娠してしまっている場合，症状悪化時は入院のうえ，安静，減塩，硝酸薬投与による後負荷軽減，ループ利尿薬投与を行います．それでも母体の心不全症状が悪化する場合，妊娠早期であれば母体の安全のため，中絶の対象となります．妊娠がすでに人工中絶の時期を過ぎていた場合，妊娠は継続されますが，循環器内科と産婦人科が綿密に連絡を取り，母体の評価と同時に胎児モニタリングも行います．妊娠により母体に過負荷が生じる場合，または胎児に負担がかかる場合は，早期娩出の適応です．胎児に心疾患や他の重篤な外科的修復が必要な疾患が合併すると予想される場合は，小児循環器科，小児外科とも連携が必要です．

POINT

1）心不全症状が安定していても，妊娠時には心不全症状が悪化する危険がある．胎児は常に危険にさらされた状態であり，投薬も制限が多い
2）心不全患者は避妊を行うことが望ましいが，妊娠したときは母体と胎児の評価を行い，中絶，早期娩出の可能性も常に念頭におく

Part.05 医療システム

◎チーム医療の構築
- ⑦⑧ 心不全のチーム医療の歴史
- ⑦⑨ 患者自身の役割
- ⑧⓪ チーム医療メンバーの役割
- ⑧① チーム医療の動線
- ⑧② ガイドライン遵守率
- ⑧③ 心不全手帳1―患者教育
- ⑧④ 心不全手帳2―セルフモニタリング
- ⑧⑤ QOL評価

◎入院管理と外来管理の連続性
- ⑧⑥ 地域包括ケア構想
- ⑧⑦ 外来点滴

◎緩和ケアの概念・導入
- ⑧⑧ 心不全における緩和ケア
- ⑧⑨ 緩和ケアを行う前提条件
- ⑨⓪ 意志決定支援とACP
- ⑨① 患者の苦痛と多職種による介入
- ⑨② がんの緩和ケア
- ⑨③ 緩和ケアの薬剤
- ⑨④ 延命治療の差し控え

78 心不全チーム医療の歴史

　欧米での心不全多職種チーム医療の歴史は古く，30年以上前から検討が行われています（N Engl J med 1995; 333: 1190-1195，図1）．そのメンバー，介入方法（どの職種が，どのタイミングで行うか），介入場所（院内か，在宅か，遠隔モニタリングか）などは各施設によりすべて異なっており，それぞれの施設に見合った介入法を検討しています．患者の介入内容は薬剤指導や生活指導を中心に，学会から提唱されている心不全疾病管理プログラムを参考に行います．多職種介入の評価法としては，ガイドライン遵守率の上昇，入院回避効果，QOL改善効果，医療費削減効果などがよく検討されています．すでに20年前には心血管イベントのハザード比が低下するというメタ解析も報告されています（Am J Med 2001; 110: 378-384）．その一方で，看護師主体の介入だけでは心血管イベントが抑制できないという報告もあり，多職種の継続的な介入が望まれます（Arch Intern Med 2008; 168: 316-324）．

　一方でわが国での心不全多職種チーム医療の歴史は浅く，2010年前後に始まったばかりの施設が大半です．慢性心不全看護認定看護師制度も最近始まった制度です．しかし日本は世界に先駆けて高齢化しており，日本独自の多職種チーム医療が検討され始めています．最近，後ろ向きの検討ですが，多職種チーム医療の導入前後で心血管イベントが改善したとの報告があります（BMC Health Serv Res 2014; 14: 351，図2）．このような結果は，導入初期に効果として得られますが，多職種介入が定着するとそれが当然となり，心血管イベントの改善データは得られにくくなります．わが国でも今後は，上述のような心血管イベント以外の評価項目を検討するとよいかもしれません．

05 医療システム

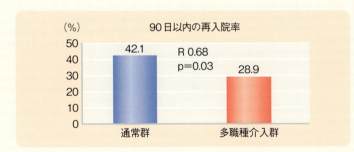

図1 多職種介入の再入院抑制効果
多職種介入群では通常群と比較して，有意に90日以内の再入院率が低下した．
(Rich, MW et al: N Engl J Med 1995; 333: 1190-1195 より引用改変)

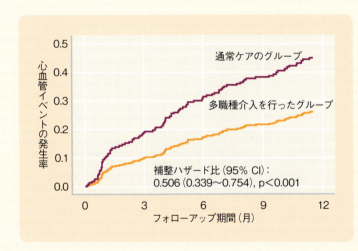

図2 多職種介入の心血管イベント抑制効果
多職種介入を行ったグループでは，通常ケアを行ったグループと比較して，心血管イベントの発生率が低下した．
(Kinugasa, Y et al: BMC Health Serv Res 2014; 14: 351 より引用)

POINT

心不全多職種介入により，導入初期には心血管イベント回避効果が認められる

患者自身のセルフチェックは，チーム医療の中心とすべき

　今までの心不全患者の治療は医療機関が主体でした．しかし，生活指導をするうえで，患者自身が心不全をよく理解し，自身をチェックまたはケアしていくことは非常に大切です（Circulation 2009; 120: 1141-1163）．規則正しく内服し，減塩食にし，運動を行い，心不全の悪化の予防に努める．症状が悪化した場合はどのように評価して，一定以上の悪化状態になればどのタイミングで医療機関を受診するか？　こういった内容は心不全悪化の入院回避のためには必須の事項ばかりですが，患者自身が正しく理解して実践しない限りうまくいきません．

　たとえば患者自身が，心不全の悪化時に「咳と呼吸困難」といった，風邪に似たような症状を呈することがあることを知らなければ，風邪と思い込んで医療機関を早期に受診しないことがあります．このことは，患者教育を行う際に，心不全の悪化時は，「咳が出て，風邪のように感じることもある」など，かなり具体的な言い方をしないといけないことを示しています．さらには，「どのような症状があったら」「どうするか」まで，必ずセットで患者は理解しておくべきです．患者自身はセルフチェックの仕方，評価を知っていても，肝心のどう介入するかという具体策がないために，セルフチェックの効果が発揮されていないことがしばしばあります．日勤帯ならどの医師に連絡をとるのか，夜間，休日ならどこを受診するのかまで患者は理解しておくべきです（図1）．

　表1にセルフチェックのポイントを示しました．最も緊急性を要することは，1）呼吸困難の悪化と，2）体重増加に注意することです．呼吸困難の悪化は非常に簡単な指標ですが，今でも急性心不全の治療薬の主要評価項目として使われるほど重要な指標です．また，体重増加は心不全が悪化する1，2週間ほど前より徐々に増加することが知られており，数日間に体重が2kg以上増加する場合は，医療従事者に指示を仰ぐようにします．具体的には，利尿薬の一時的増量が最も簡単で有効な指示ですが，長期的にはなぜ体重増加に至ったのか原因を検討し，その家庭背景まで介入しなければなりません．

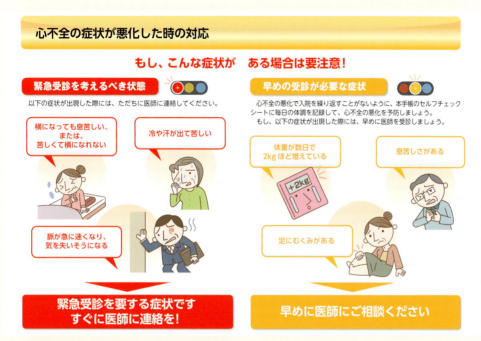

図1 当院の心不全手帳でのセルフモニタリング部分

表1 患者自身が行うべき項目

病気についての理解	自分自身の心不全の原因が何であるかを理解する
症状について	呼吸困難，体重増加をチェックし，悪化時の対応を学ぶ
薬剤について	効果と副作用について学ぶ
危険因子について	禁煙する，血圧・血糖のコントロールを厳格に行う
食事について	塩分制限，水分制限，過度のアルコール摂取禁止
予期しない体重減少について	心不全が進行すると低栄養になる場合もあることを知る
運動について	適度な運動を心がける
ワクチンについて	必要であればインフルエンザ，肺炎球菌ワクチンを接種
睡眠障害について	夜間無呼吸の有無のチェック
QOLについて	うつ状態を合併することがあることに気をつける

(Dickstein, K et al: Eur Heart J 2008; 29: 2388-2442 より引用改変)

POINT

 患者自身がセルフチェックできるようになるためには，「どのようになった場合」「どうするか」まで具体的に指示しておくことが肝心である

心不全チーム医療のメンバー 多職種の役割

看護師の役割

2010年，日本看護協会は，同協会が認定している認定看護師に「慢性心不全看護」の分野を新たに追加したと発表しました．「慢性心不全看護」認定看護師に期待される能力として，表1の7項目が掲げられています（HEART nursing 2010; 23: 86-89）．

看護師には，チーム医療の中心的役割を担うことが期待されます．医師，看護師，栄養士，薬剤師などの多職種が介入して行う疾病管理プログラムは，ガイドラインで推奨されています．その内容は各研究でそれぞれ異なっていますが，そのプログラムに含まれる主な内容を表2に示します．一般的には，多職種が介入することにより患者は多くの安心感を覚え，入院の回避とQOLの改善が認められます．

薬剤師の役割

心不全のチーム医療のメンバー構成について，特に薬剤師に限った論文は非常に少ない状況です．しかし，メタ解析では薬剤師が介入することにより，約30％の有意な入院抑制がみられることが報告されています（Arch Intern Med 2008; 168: 687-694）．薬剤師のチーム医療における役割については，表3のような内容が考えられます．特に患者への薬剤指導と緩和ケアでの薬剤調整への参加は重要です．

栄養士の役割

68でも述べたように，心不全患者では低体重になってカヘキシー（心臓悪液質）になることがあり，予後不良因子です．食事指導は1）心臓病予防，2）低栄養心不全患者へ栄養付加，3）人生の最終段階における食事への対策の3つの時期に分けて考えるべきです．また，慢性期だけでなく超急性期から関与します．

心臓リハビリスタッフの役割

心臓リハビリテーションの項目でも述べましたが，心臓リハビリは単に運動療法を提供する場ではなく，包括的な疾病管理を実践する場です．超急性期から慢性期まで関与します．

表1　慢性心不全看護認定看護師に期待される能力

1. 心不全患者の身体及び認知・精神機能の的確なアセスメントができる.
2. 慢性心不全患者の心不全増悪因子の評価とモニタリングができる.
3. 症状緩和のためのマネジメントを行い，Quality of Lifeを高めるための療養生活行動を支援することができる.
4. 心不全の病態と慢性心不全患者の身体的・精神的・社会的な対象特性に応じて在宅療養を見据えた生活調整ができる.
5. 慢性心不全患者・家族の権利を擁護し，自己決定を尊重した看護を実践できる.
6. より質の高い医療を推進するため，多職種と協働し，チームの一員として役割を果たすことができる.
7. 慢性心不全看護の実践を通して役割モデルを示し，看護職者への指導・相談対応を行うことができる.

(日本看護協会：認定看護師教育基準カリキュラム（分野：慢性心不全看護，平成28年3月改正）http://nintei.nurse.or.jp/nursing/wp-content/uploads/2018/06/21_manseisinfuzen_20180626.pdfより引用)

表2　心不全の疾病管理プログラムに含まれる内容（ESCガイドライン2008より）

専門看護師主導による多職種介入
入院中の早期介入，退院後の早期介入，訪問看護，電話相談，遠隔モニタリング
ハイリスク患者への対応
チェック機会の増加
悪化時の早期対応
内服調整
高度医療への紹介
患者へのセルフケアの教育
患者，家族，介護者への精神的支え

(Dickstein, K et al: Eur Heart J 2008; 29: 2388-2442より引用改変)

表3　薬剤師の役割

院内	薬剤副作用，相互作用チェック 心不全薬の投与状況チェック体制の整備 患者への薬剤指導
外来	心不全薬の投与状況モニター（β遮断薬の投与状況，増量状況） 患者への薬剤指導の継続
心不全チームに対して	心不全チームのメンバーへの薬剤についての教育，指導
末期心不全（将来構想）	麻薬など緩和ケアに使用する薬剤（93参照）の整備

ソーシャルワーカーの役割

超急性期から在宅調整など家庭環境を整えます.

POINT

多職種が集まれば集まるほど，多くの介入点が生じる

81 心不全チーム医療の動線 超急性期から外来まで

　心不全の多職種連携を行う場合，どの場所でどのタイミングで行うかという動線を決めておかなければいけません．最近は心不全患者の検査入院というのは少なく，ほとんどが急性心不全による緊急入院です．患者は集中治療室，一般病棟，外来通院と病状が改善するにしたがって場所を移動しますが，看護師やスタッフは場所によって異なるスタッフが対応することもしばしばです．そこで，それぞれの病院に見合った動線の工夫が必要となります．以下は，当院の場合です．

入院時の動線

　当院での多職種による院内連携は，患者が緊急入院した直後から始まります．患者自身は呼吸困難が強い時期なので，患者教育をするのに向いているとはいえない時期ですが，経腸栄養を考慮した栄養介入やベッドサイドからの心臓リハビリテーション（リハビリ）は集中治療の理論を応用すると，早期退院に結び付くと予想されます．また，在宅退院を希望する場合は，高齢者は環境を整えるのに時間がかかるので，ソーシャルワーカーもこの時期から関与が必要です．そのため当院では毎朝の集中治療室の回診に看護師，栄養士，理学療法士，地域連携室スタッフ，薬剤師などの参加があり，それぞれの職種の視点で早期介入を試みています．その結果，心不全の在院日数は他院よりも短くなっています．その後，病状が落ち着けば患者は一般病棟へ転棟しますが，そこでも多職種介入を続けます．

外来での動線

　心不全多職種チーム医療は，外来レベルでも継続する必要があり，外来レベルでの連絡網の設置と再患者教育の機会を複数回設けることができるようにしておくことは大変重要です．当院では心臓リハビリ室と外来勤務をしている慢性心不全看護認定看護師の2つが心不全患者の外来管理の中心となっています．心臓リハビリ室は包括的疾病管理を行う場所であるという概念が浸透していると，運動処方の対象患者でなくても患者チェックを行う場所として，重要な役割を果たすことになります．外来患者で心不全入院を繰り返す場合，医師は心臓リハビリ室または外来勤務の認定看護師に患者を紹介し

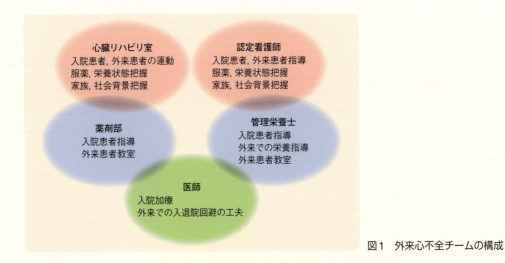

図1 外来心不全チームの構成

図2 心不全患者の入院時のチェックリスト
(Gheorghiade, M et al: J Am Coll Cardiol 2009; 53: 557-573 より引用改変)

ます．そこで患者の生活背景，薬剤内服状況，食事状況の把握などがなされ，必要に応じて薬剤部または栄養部へ連絡がいき，それぞれの部署が外来レベルで指導を行います（**図1**）．これらの活動内容を定期的に多職種カンファレンスで報告し，各部門のコンセンサスを得るようにします．なお，多職種が，薬剤治療を理解しやすいようにチェックリストを示します（**図2**）．

POINT

多職種が介入する場所とタイミングを決めておく

82 ガイドライン推奨治療の遵守率チェックの必要性

　心不全において，予後改善が期待されるACE阻害薬，ARB，β遮断薬は今や必須のガイドライン推奨薬です．患者指導も当然ガイドライン推奨治療ですが，何もしないと意外とその遵守率は低くとどまることが知られています．入院患者では入院期間が短く，外来患者では診察時間が短いためと思われます．

　最初にこのような概念を示した研究であるCRUSADEでは心筋梗塞患者を対象に，ACC/AHAガイドラインがClass Ⅰと推奨する9つの治療について検討が行われました．その結果，アスピリン，β遮断薬，ACE阻害薬，スタチン，クロピドグレルの処方率は20〜30％の施設間格差があることが示されています（JAMA 2006; 295: 1912-1920, Am J Cardiol 2008; 102: 47G-56G，図1）．また，これらの遵守率が悪いほど予後も悪化していました．

　同様に，外来心不全患者を対象としたIMPROVE HFでも，ガイドライン推奨治療の遵守率に施設間格差があることが報告されています（Circ Heart Fail 2008; 1: 98-106）．その後IMPROVE HFでは外来レベルで多職種介入を続けると，徐々に患者教育を含むガイドライン遵守率が上昇することが示されました（Circulation 2010; 122: 585-596，図2）．また，予後と相関することも示されました（Circulation 2011; 123: 1601-1610）．

　ガイドライン推奨治療の低遵守率への介入には，チェックリストの活用や多職種による疾病管理プログラムが有効であり，患者自身と，多職種全員がガイドラインの概要を理解し，遵守に向けて話し合うことが必要です．

---

footnote　CRUSADE : Can Rapid Risk Stratification of Unstable Angina Patients Suppress Adverse Outcomes with Early Implementation of the ACC/AHA Guidelines
IMPROVE HF : Registry to Improve the Use of Evidence-Based Heart Failure Therapies in the Outpatient Setting

05 医療システム

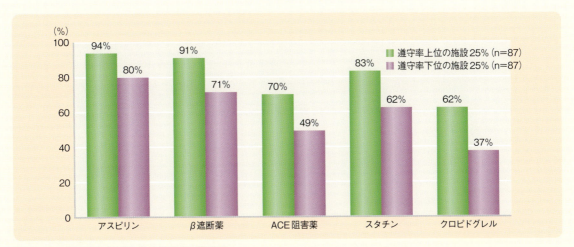

図1 CRUSADEにおけるガイドライン遵守率
全施設の遵守率について，遵守率上位の施設25％と遵守率下位の施設25％を比較．ガイドライン遵守率について施設間格差があることがわかる．
(Peterson, ED et al: Am J Cardiol 2008; 102: 47G-56G より引用)

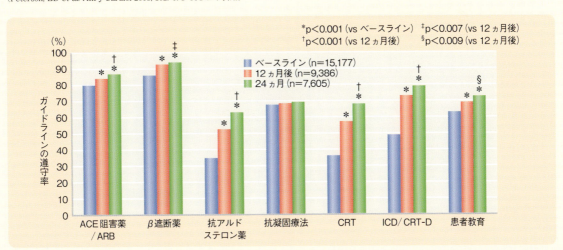

図2 ガイドライン浸透システムの効果（IMPROVE HFより）
ガイドライン推奨治療の遵守率は，1）診療チェックリスト，2）患者教育，3）治療アルゴリズムを強化することにより年々上昇する．
(Fonarow, GC et al: Circulation 2010; 122: 585-596 より引用)

POINT

ガイドライン推奨の治療の遵守率は，実臨床では低くなりがちである．患者自身と多職種全員がガイドラインの概要を理解し，遵守率を上げるようにする

83 心不全手帳の作成 患者教育

　多職種介入の準備に必要なツールとして患者教育資材がありますが，ポイントはこれらをなるべく簡単に理解できるように作成することです．心不全チーム医療の中心は，患者とその家族ですが，在宅では訪問看護ステーションの看護師やケアマネージャー，ソーシャルワーカーなども参加します．チーム医療は入院中から在宅まで切れ目なく行うことが理想ですので，心不全の専門家にしか理解できないような資材は多職種チーム医療に不向きです．

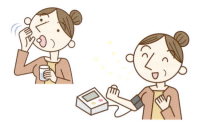
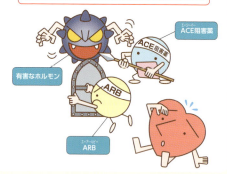

図1　当院で作成した心不全手帳1
暗くならないよう，明るい配色を心がけた．また，参考文献を読み込んで内容は正確にしている．

当院でもチェックリストと教育資材の両方の機能を併せ持つ心不全手帳を作成しましたが，病気，検査，薬剤，生活指導についてイラストを多用して視覚的に理解できるようにしています（図1，2）．なお，この共通資材を多職種で作成することにより，多職種間に最初は認められる指導内容のばらつきを修正できるという副次的効果もあります．

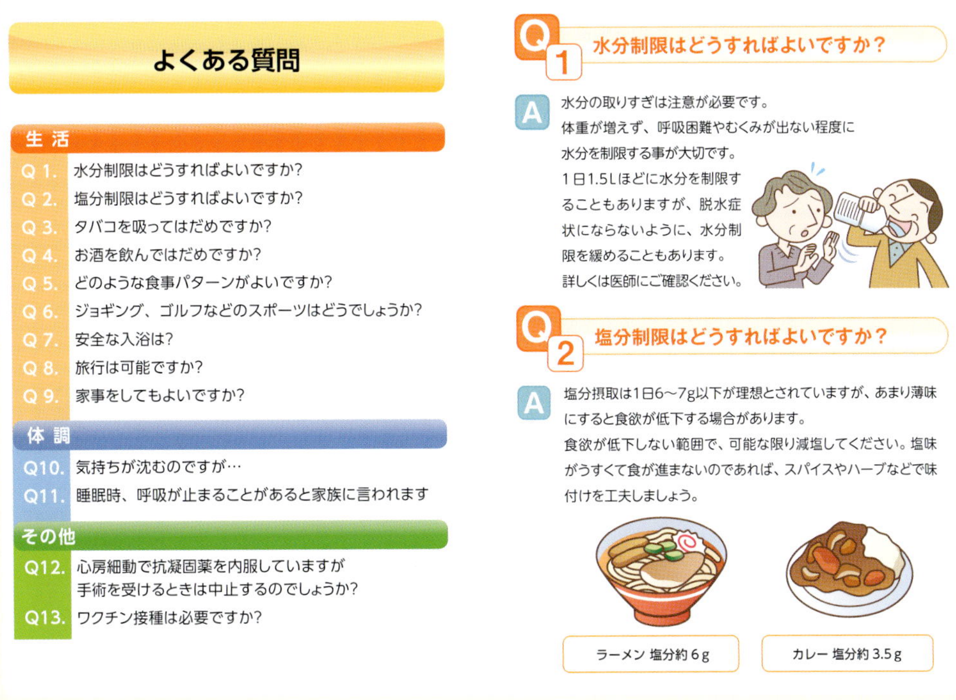

よくある質問

生活
- Q 1. 水分制限はどうすればよいですか？
- Q 2. 塩分制限はどうすればよいですか？
- Q 3. タバコを吸ってはだめですか？
- Q 4. お酒を飲んではだめですか？
- Q 5. どのような食事パターンがよいですか？
- Q 6. ジョギング，ゴルフなどのスポーツはどうでしょうか？
- Q 7. 安全な入浴は？
- Q 8. 旅行は可能ですか？
- Q 9. 家事をしてもよいですか？

体調
- Q10. 気持ちが沈むのですが…
- Q11. 睡眠時，呼吸が止まることがあると家族に言われます

その他
- Q12. 心房細動で抗凝固薬を内服していますが手術を受けるときは中止するのでしょうか？
- Q13. ワクチン接種は必要ですか？

Q1 水分制限はどうすればよいですか？

A 水分の取りすぎは注意が必要です。
体重が増えず，呼吸困難やむくみが出ない程度に水分を制限する事が大切です。
1日1.5Lほどに水分を制限することもありますが，脱水症状にならないように，水分制限を緩めることもあります。
詳しくは医師にご確認ください。

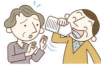

Q2 塩分制限はどうすればよいですか？

A 塩分摂取は1日6〜7g以下が理想とされていますが、あまり薄味にすると食欲が低下する場合があります。
食欲が低下しない範囲で、可能な限り減塩してください。塩味がうすくて食が進まないのであれば、スパイスやハーブなどで味付けを工夫しましょう。

ラーメン 塩分約6g　　カレー 塩分約3.5g

図2　当院で作成した心不全手帳2
極力文字を少なくし，患者・家族はもちろん在宅にかかわるスタッフにも読みやすいように注意点を書いている．

POINT

心不全手帳には患者教育部分とセルフモニタリング部分の両方を盛り込む

84 心不全手帳の作成 セルフモニタリング

　患者教育はチーム医療の中核ともいうべき重要な部分です．患者自身が心不全が悪化したと自覚しなければ，救急外来も受診しませんし，治療へのコンプライアンスも悪くなります．必ず患者教育資材とセットにします．また，セルフチェックのまとめシートも必要です．当院の心不全手帳でのセルフチェックシート（図1），セルフケア理解度（図2）を示します．

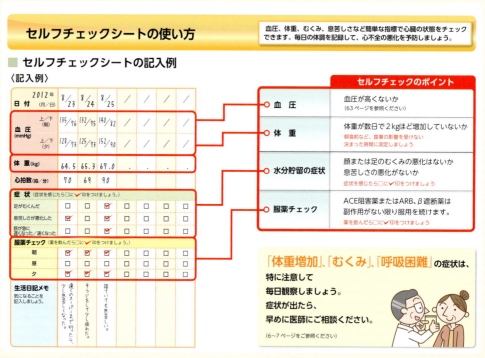

図1　当院の心不全手帳でのセルフチェックシート

心不全を悪化させないための 心得10箇条

この手帳には心不全の悪化を予防するポイントが凝縮されています。
患者さん自身で確認してみてください。

		参照ページ
☐	私は心不全の悪化の原因を知っており、予防しています。	59ページ
☐	私は心不全の悪化の症状を知っており、症状が悪化したら早めに病院を受診できています。	6〜7ページ
☐	私は定期的に通院できています。	3ページ
☐	私は「なぜ薬が必要か」を理解し、薬を正しく飲めています。	61〜62ページ
☐	私は自宅で毎日血圧を測り管理しています。	8〜9ページ
☐	私は毎日の体重測定を行っています。	8〜9ページ
☐	私は塩分・水分の取りすぎには注意しています。	67ページ
☐	私は禁煙できています。	68ページ
☐	私は医師が推奨するレベルの適切な運動を行っています。	69ページ
☐	私は日常生活で過労しないよう注意しています。	71ページ

図2　当院の心不全手帳でのセルフケア理解度

POINT

医療スタッフからの一方的な患者教育とならないように，必ずセルフケアの理解度を確認する

85　QOLの評価法

　心不全患者ではQOLが低下します．QOLを評価する患者への質問票として，がん患者などでも使用されているSF-36®のほか，心不全患者を対象としたMLWHF（Am Heart J 1992; 124: 1017-1025）やKCCQ（J Am Coll Cardiol 2000; 35: 1245-1255）があります．これらの質問票の項目は，日本語に勝手に翻訳するとその意味合いが微妙に異なってしまいます．また，医療関係者から質問して患者が回答するのか（面接式），患者自身が判断して回答するのか（自己記入式）によっても結果が異なります．医療関係者から患者に質問する場合，誘導するようになることがあるので，質問の仕方に統一が必要です．

　これらの質問票の日本語版を使用するときは日本語訳の版権を持っている会社に連絡し，使用契約を交わし，使用登録してから用いなければなりません．たとえばSF-36®は40ヵ国で翻訳されていますが，それぞれの国における文化的な側面を配慮した表現の修正がなされています．SF-36®の評価項目は，1）身体機能，2）日常役割機能，3）体の痛み，4）全体的健康感，5）活力社会生活機能，7）日常的役割機能（精神），8）心の健康です．項目ごとに，スコアの平均値を出したり，スコアの時間変化を追うことで，どのQOLの部分が悪いのか，また介入によって効果があるかどうかがわかります．各国の国民標準値も算出されていますので，どの項目のQOLが健常人と比べて低いのかといった検討も可能です．

　QOLの質問票にも抑うつに関する項目も含まれていますが，心不全患者では抑うつが生じ，BDIうつスケールで評価した抑うつが予後規定因子であることが知られています（J Am Coll Cardiol 2011; 57: 418-423）．日本からも同様の報告があり（J Card Fail 2009; 15: 912-919，図1），STAIを用いて評価した不安が予後規定因子であることも報告されています（Circ J 2009; 73: 280-287，図2）．

---

footnote
SF-36®: MOS 36-Item Short-Form Health Survey
MLWHF: Minnesota Living with Heart Failure
KCCQ: Kansas City Cardiomyopathy Questionnaire
BDI: Beck Depression Inventory
STAI: State-Trait Anxiety Inventory

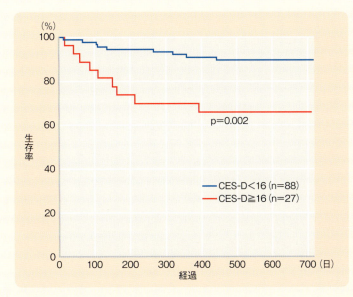

図1 抑うつと心不全の予後
抑うつスケールが高値の心不全患者は予後不良であった．
CES-D：Center for Epidemiologic Studies Depression Scale score
(Kato, N et al: J Card Fail 2009; 15: 912-919 より引用)

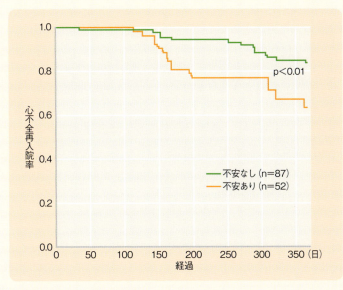

図2 不安と心不全再入院
不安がある患者では，心不全再入院が多くみられた．
(Tsuchihashi-Makaya, M et al: Circ J 2009; 73: 280-287 より引用)

POINT

QOLの評価は，心不全に対して医学的検査とは別の介入点を検討するのに有効である

地域包括ケア構想
在宅診療へ向けて診療の連続性が重要

　患者が入院してから，退院までに種々の治療が行われるわけですが，退院時になってリハビリ介入，栄養介入，薬剤指導などが行われていないということが実臨床では多々あります．入院時から種々の職種介入が遅れないように意識することがすすめられます．

　心不全患者が退院するときに病棟看護師が1対1で，a）心不全，b）薬剤，c）生活指導，d）悪化時の症状と受診のタイミングについて1時間講義をした結果，180日後の再入院，死亡が有意に抑制されたという報告もあります（Circulation 2005; 111: 179-185）．

　退院直後は，まだ病態が不安定であり，再悪化の危険性が高い時期です．この時期をうまく乗り切って，安定した慢性期へ移行させることが重要です．救急部を退院した心不全患者において，循環器医とプライマリケア医が早期に診察するほうが，処方調整や検査が適切になされ，予後がよくなることが報告されています（Circulation 2010; 122: 1806-1814，図1）．

　厚生労働省は地域包括ケア構想を打ち出しています．患者は急性期から慢性期の施設へ，そして在宅へ病気によって診療の場所を変える必要があります．心不全の地域連携を行うためには，1）地域全体で心不全の理解を深めておくことと同時に，2）個々の症例についての検討が必要となります．「脳卒中と循環器病克服5ヵ年計画」では，チーム医療で社会を支えることが盛り込まれています（図2, 3）．

05 医療システム

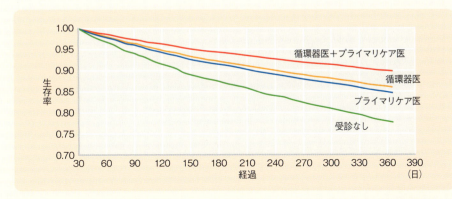

図1 救急部を退院した心不全患者の予後

救急部を退院し，30日以内に循環器医とプライマリケア医の診察を受けた患者では予後が改善した．

(Lee, DS et al: Circulation 2010; 122: 1806-1814 より引用)

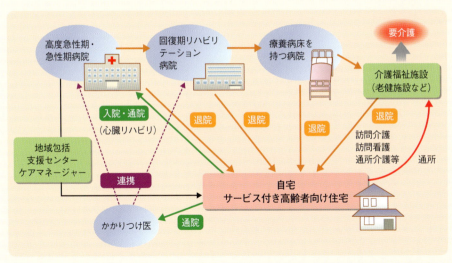

図2 脳卒中と循環器病患者に対するシームレスな医療体制

(日本脳卒中学会・日本循環器学会ほか：脳卒中と循環器病克服5ヵ年計画．http://www.j-circ.or.jp/five_year/files/five_year_plan.pdf（2018年3月閲覧）より引用)

図3 医療の変化

(日本脳卒中学会・日本循環器学会ほか：脳卒中と循環器病克服5ヵ年計画．http://www.j-circ.or.jp/five_year/files/five_year_plan.pdf（2018年3月閲覧）より引用)

POINT

地域包括ケア構想を意識して退院後のチーム医療を考える

87 外来点滴の可能性

　在宅の末期心不全患者に対して1980年ごろより，間欠的または持続的に点滴強心薬を投与し，QOLの改善と入院回避を期待するという方法がありました．しかし急性心不全の項目で述べたように（56参照），点滴強心薬には長期予後を悪化させる可能性が複数の後ろ向き研究で指摘されたため，点滴強心薬単独での間欠投与は廃れていきました．ところが，心不全患者の末期はカテコラミン依存的になることが多く，在宅での点滴治療も考えなくてはならない時代となってきました．ステージDの末期心不全患者において，強心薬の在宅での持続点滴の治療推奨度は，欧米のガイドラインではClass Ⅱbと記載しています．

　この視点を応用した形として当院では20年前より，肺うっ血の悪化により入院を繰り返す心不全患者を対象に，週1，2回4時間かけて外来点滴を行っています．血圧が保たれている間は血管拡張薬（硝酸薬，ハンプなど），血圧が低い場合はカテコラミンを点滴し，必要に応じて利尿薬を静脈投与していますが，外来点滴の導入前後の比較検討において入院日数の削減，入院回数の減少，コストの削減が認められることを報告しています（J Cardiol 2007; 49: 251-258，図1）．注意点としては必ず低用量で行います．高用量では血管拡張薬の場合は低血圧になる可能性があり，カテコラミンでは不整脈が増加する可能性があるからです．高用量の点滴が必要な場合や，バイタルサイン・血行動態に異常がある場合は，入院治療が必要です．

　高齢化が進み患者数が増加すると，選択肢のひとつとして，自宅で看取られる可能性も生じます．外来点滴導入前は心不全入院を繰り返したが，外来点滴導入後は再入院することなく在宅看取りとなった症例を提示します（図2）．

05 医療システム

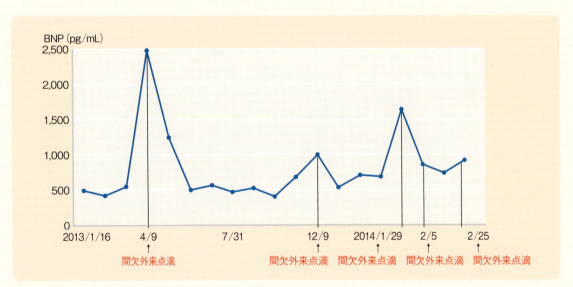

図1 外来点滴の効果
外来点滴導入前後で，入院日数，入院回数，医療費の抑制を認めた．
(Nishi, K et al: J Cardiol 2007; 49: 251-258 より引用)

図2 外来点滴の実例
症例は84歳男性，陳旧性心筋梗塞で心不全症状による肺うっ血のため入退院を繰り返していたが，毎回外来でBNPを当日測定し，普段の2倍以上であれば外来点滴とした．その結果，一過性に上昇したBNPは外来点滴後速やかに低下することを繰り返し，外来点滴導入後の2013年以後は心不全の悪化による入院は認めなくなり，最期は在宅看取りとなった．

POINT

入退院を繰り返す心不全患者に対する低用量で行う外来点滴は，症例によって入院回避効果がある

心不全における緩和ケア導入の歴史と厚生労働省の方向性

　従来，心不全の緩和ケアは社会的に重要な課題であるにもかかわらず，終末期との判断がしばしば困難であることやエビデンスに乏しいことなどから，具体的な記述が困難な領域となっていました．しかし超高齢社会を迎え，最近のレジストリーでは心不全の平均年齢は80歳を超え，がん，認知症，腎不全などの併存症も多く，緩和ケアは避けては通れない時代となってきました．また，心臓病と脳卒中の合計はがんに匹敵するほどの患者数がおり，がんに次ぐ医療費も投入されています．これらの状況を受けて，2016年に日本脳卒中学会，日本循環器学会などの21学会は連名で「脳卒中と循環器病克服5ヵ年計画」を発表したのですが，その中で心不全は脳卒中，血管病とともに重要3疾病とされ，医療体制の問題点のひとつとして，「死を看取る医療の充実」という記載がなされ，緩和ケアの必要性にも言及されました（http://www.j-circ.or.jp/five_year/files/five_year_plan.pdf）．さらに2016年，日本心不全学会ガイドライン委員会は「高齢心不全患者の治療に関するステートメント」を発表し，その中の「終末期医療の指針」において，アドバンス・ケア・プランニングと緩和ケアについての提唱を行いました（http://www.asas.or.jp/jhfs/pdf/Statement_HeartFailure1.pdf）．

　一方，厚生労働省は「終末期医療」から「人生の最終段階における医療」と表現を変更し，「人生の最終段階における医療・ケアの決定プロセスに関するガイドライン」を提示しています（厚生労働省ホームページ，図1）．その中で，①医師等の医療従事者から適切な情報の提供と説明がなされ，それに基づいて医療・ケアを受ける本人が多専門職種の医療・介護従事者から構成される医療・ケアチームと十分な話し合いを行い，本人による意思決定を基本としたうえで，人生の最終段階における医療・ケアを進めることが最も重要な原則である，②人生の最終段階における医療・ケアについて，医療・ケア行為の開始・不開始，医療・ケア内容の変更，医療・ケア行為の中止等は，医療・ケアチームによって，医学的妥当性と適切性を基に慎重に判断すべきである，③医療・ケアチームにより，可能な限り疼痛やその他の不快な症状を十分に緩和し，患者・家族の精神的・社会的な援助も含めた総合的な医療・ケアを行うことが必要である，④生命を短縮させる意図をもつ積極的安楽死は，本ガイドラインでは対象としない，と述べられています．

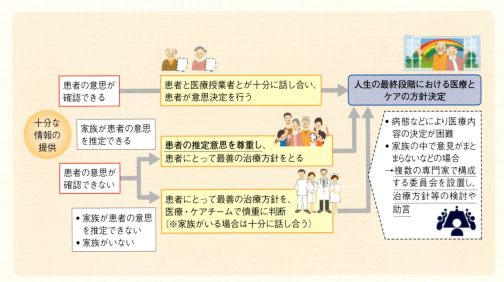

図1 人生の最終段階における医療とケアの話し合いのプロセス
(厚生労働省：「人生の最終段階における医療・ケアの決定プロセスに関するガイドライン」普及啓発リーフレット（2015年3月30日報道発表資料）https://www.mhlw.go.jp/file/04-Houdouhappyou-10802000-Iseikyoku-Shidouka/0000079905.pdf より転載）

　また，緩和ケアは，がんを主な対象疾患として発展したため，がん以外の疾患の患者への適切な緩和ケアの普及が遅れていました．このため従来のがんの緩和ケアの検討だけでなく，非がん患者の緩和ケアも検討する「がん等における緩和ケアの更なる推進に関する検討会」も2016年より立ち上がり，社会的，体制的に心不全の緩和ケアを構築することも視野に入ってきています（厚生労働省ホームページ：http://www.mhlw.go.jp/stf/shingi/other-kenkou.html?tid=355813）．さらに，2018年からの診療報酬改定では，緩和ケアの対象疾患に末期心不全が追加されました．

POINT

人生の最終段階における話し合いは，医師単独でなく，医療・ケアチームの中で行うことが求められている

緩和ケアを行うことの前提条件 医療倫理など

⑱で前述した厚生労働省の「人生の最終段階における医療・ケアの決定プロセスに関するガイドライン」では，終末期医療およびケアの方針の決定手続きについて，患者の意思が確認できる場合，確認できない場合，家族の意思などについて記載しています．また，医師単独で行うのではなく，医療・ケアチームで行うことを求めています（**図1**）．現場での意見調整ができない場合は，複数の専門家からなる委員会の設置で助言を求めることも記載されています．

医学的には，すべての心不全治療が検討されたことが大前提となり，心不全治療を行わずに緩和ケアだけが行われることはありません．また，ほとんどの非侵襲的な心不全治療は緩和ケアの期間中も継続されます．このことは，心不全の治療は肺うっ血（呼吸困難感）と浮腫を軽減するという緩和の方向に働くことからも必須です．

臨床倫理の原則として，1）自律性尊重（本人の自由意思による決定の尊重），2）無危害（患者に危害を加えない），3）善行（患者のために最善を尽くす），4）正義（患者を対等に扱い，専門知識に基づき，医療資源の配分を正しく行う）といった生命倫理4原則を考えます．

また，1）医学的適応，2）患者の意向，3）QOL，4）周囲の状況といった臨床倫理の4分割表を考えます（**図2**）．

2 終末期医療およびケアの方針の決定手続
(1) 本人の意思の確認ができる場合

① 方針の決定は，本人の状態に応じた専門的な医学的検討を経て，医師等の医療従事者から適切な情報の提供と説明がなされることが必要である．そのうえで，本人と医療・ケアチームとの合意形成に向けた十分な話し合いを踏まえた**本人による意思決定を基本**とし，多専門職種から構成される**医療・ケアチームとして方針の決定を行う**．
② 時間の経過，心身の状態の変化，医学的評価の変更等に応じて**本人の意思が変化しうるもの**であることから，医療・ケアチームにより，適切な情報の提供と説明がなされ，本人が自らの意思をその都度示し，伝えることができるような支援が行われることが必要である．この際，本人が自らの意思を伝えられない状態になる可能性があることから，**家族等も含めて話し合いが繰り返し行われることも必要**である．
③ このプロセスにおいて話し合った内容は，その都度，**文書にまとめておく**ものとする．

図1 人生の最終段階における医療・ケアの決定プロセスに関するガイドライン
（厚生労働省：人生の最終段階における医療の決定プロセスに関するガイドライン（2018年3月改訂）https://www.mhlw.go.jp/file/04-Houdouhappyou-10802000-Iseikyoku-Shidouka/0000197701.pdfより転載）

1) 医学的適応 Medical Indication
無危害，善行の原則
1. 診断と予後
2. 治療目標の確認
3. 医学の効用とリスク
4. 無益性 (Futility)

2) 患者の意向 Patient Preferences
自律性尊重の原則
1. 患者の判断能力
2. インフォームドコンセント（コミュニケーションと信頼関係）
3. 治療の拒否
4. 事前の意思表示 (Living Will)
5. 代理決定（代行判断，最善利益）

3) QOL (Quality of Life：生命の質)
自律性尊重，無危害，善行の原則
1. QOLの定義と評価（身体，心理，社会，スピリチュアル）
2. 誰がどのように決定するのか
   ・偏見の危険
   ・何が患者によって最善か
3. QOLに影響を及ぼす因子

4) 周囲の状況 Contextual Features
正義（公正）の原則
1. 家族や利害関係者
2. 守秘義務
3. 経済的側面，公共の利益
4. 施設方針，診療形態，研究教育
5. 法律，慣習
6. 宗教
7. その他

図2 臨床倫理の4分割表
（Jonsen, AR et al: Clinical Ethics—A practical Approach to Ethical Decisions in Clinical Medicine (3rd ed.). McGraw-Hill, 1992（日本語翻訳版：赤林朗ほか監訳，臨床倫理学：臨床医学における倫理的決定のための実践的なアプローチ，新興医学出版社，1997）より引用改変）

POINT

 医療・ケアチームで臨床倫理を考えながら行う

90 意思決定支援とアドバンス・ケア・プランニング

心不全患者の予後は平均すると「がんにも匹敵するほど不良」なことが明らかになりました．しかし，患者・家族は「心不全は治る病気」と思っており，終末期になって初めて残された人生の時間がほとんどないことを知らされることも多くあります．このため，「高齢心不全患者の治療に関するステートメント」の最初の記述は「心不全は根治が望めない進行性かつ致死性の疾患である」と記載されました．

意思決定支援は緩和ケアの重要な構成要素ですが，意思決定支援の方策としてアドバンス・ケア・プランニング（ACP）があげられます．これは「将来の意思決定能力の低下に備え，患者や家族と受けたい治療や療養を計画しておく話し合いのプロセス」のことで，アドバンス・ディレクティブ（事前指示）を包括する概念です（図1）．

入退院を繰り返し始め，医療者が予後1年以内と感じるころがアドバンス・ケア・プランニング開始のタイミングであろうといわれています．リビング・ウィルなどの話をすることも重要ですが，説明の際に単にDNARなどの選択を迫るだけにならないようにしなければなりません．患者・家族は終末期がどのようなものか想像すらできないので，予想を具体的にその都度継続的に提示する必要があります．どのように心不全として人生を全うするか，患者・家族と医療・ケアチームが共同して継続的に検討することが理想です．

心不全の正確な予後予測が困難であることから，緩和ケアの選択肢を早期に提示することは容易ではありません．また，循環器専門医は「悪いニュース」を伝えるコミュニケーションを訓練する機会が少なく，心不全緩和ケアのインフォームドコンセントを困難にする一因となっています．2016年に行った心不全緩和ケアアンケートの調査結果では，ほとんどの心不全緩和ケアは最期になってから行っています（図2）．今後，介入を早い段階で行うようにすべきです．

がん診療に関しては，がん診療連携拠点病院が厚生労働省により指定されています

---

footnote
DNAR：do not attempt resuscitation（患者本人または代理者の意思を受けて心肺蘇生法を行わないこと）
PEACE：palliative care emphasis program on symptom management and assessment for continuous medical education

05 医療システム

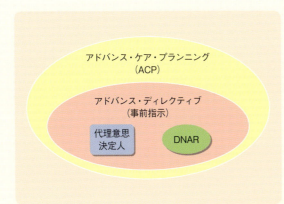

図1 事前指示とアドバンス・ケア・プランニング（ACP）

事前指示は，将来判断力を失ったときに，自らに行われる医療行為に対する意向を前もって示すこと（代理意思決定人を表明することも含む）に対し，ACPは患者や家族の価値観や目標を理解し，これからの治療，ケアに関する話し合いのプロセスそのものであり，事前指示を含めたより広い概念である。
（菅野康夫：患者が希望する人生を送るための意思決定支援の体制．心不全緩和ケアの基礎知識35，心不全緩和ケア研究会（編），文光堂，p.23, 2017 より引用）

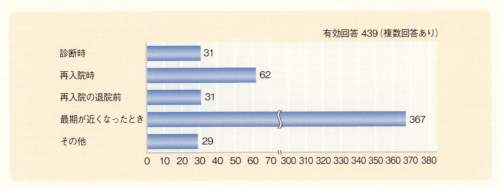

図2 どの時点で緩和ケアを協議しているか
（Kuragaichi Circ J 2018; 82: 1336-1343 より引用）

が，その99％の施設に緩和ケアチームが存在し，がん患者に対して緩和ケアを提供できる環境が整っています．また，日本緩和医療学会と日本サイコオンコロジー学会は，PEACEプロジェクトとして，緩和ケア研修会を実施しており，がん診療に携わるすべての医療が対象となっています．PEACEプロジェクトの循環器疾患への応用も始まっています．

POINT

アドバンス・ケア・プランニングなどの概念を学習する

195

91 多職種で支える意味

　緩和ケアを必要とする患者の苦痛には，身体的・精神的苦痛以外に，ソーシャルペインとスピリチュアルペインにも注意が必要です．ソーシャルペインは，日常生活における家庭，仕事，金銭などの問題を指します．スピリチュアルペインは，死んだらどうなるのかといった，自己の存在の意味や価値にかかわる痛みとされます．
　身体的苦痛や精神的苦痛は薬剤投与などでも対応可能ですが，ソーシャルペインとスピリチュアルペインはソーシャルワーカーや看護師による，社会的な調整や傾聴などが欠かせません．ここにも緩和ケアを多職種で行う意義があります．

　2016年に日本循環器学会指定の循環器専門医研修施設（約1,000施設）を対象に行った心不全緩和ケアに対する調査の結果，回答を寄せた544施設のうち98％が「心不全緩和ケアは必要である」という認識で一致しました（Circ J 2018; 82: 1336-1343）．うち，146施設（27％）に慢性心不全看護認定看護師が，366施設（67％）に緩和ケア認定看護師，115施設（21％）では両方の認定看護師が在籍していました．
　緩和ケアが必要な症状としては，呼吸困難（91％），不安（71％），抑うつ（61％），全身倦怠感（57％）が挙げられた一方で，疼痛（34％），下肢の浮腫（29％）という回答は比較的少なくあげられました（**図1**）．

　心不全緩和ケアカンファレンスについて，227施設（42％）が開催の経験があると回答したものの，定期開催は20施設（9％）のみであり，178施設（78％）においてカンファレンス対象となる症例が年間10症例未満でした．カンファレンスの参加者である心不全緩和ケアチームは，循環器専門医（92％），看護師（97％），薬剤師（58％），栄養士（47％），理学療法士（57％），医療ソーシャルワーカー（40％），心理学の専門家（13％），循環器以外が専門の医師（27％）で構成されていました．
　心不全緩和ケアの効果としては，身体的および精神的な症状緩和が最も多くあげられましたが，患者の希望した場所での看取りや，尊厳をもった最期など多職種がかかわってこそ，達成可能な効果も多く認められました（**図2**）．

05 医療システム

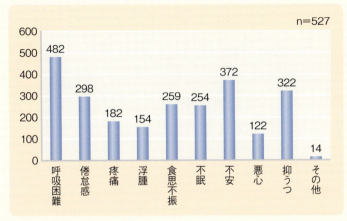

図1 緩和ケアが必要と思われる症状（複数回答可）

心不全患者に緩和ケアが必要と思われる理由は，呼吸困難，不安，抑うつ，倦怠感，食思不振，不眠などであった．

(Kuragaichi, T et al: Circ J 2018; 82: 1336-1343 より引用)

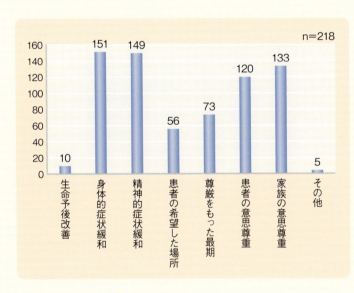

図2 緩和ケアをしてよかった点（複数回答可）

緩和ケアをしてよかった点は，精神的・身体的症状緩和が得られたこと，患者・家族の意思尊重などが回答された．

(Kuragaichi, T et al: Circ J 2018; 82: 1336-1343 より引用)

POINT

緩和ケアには多職種ならではの多くの介入点がある

92 がんの緩和ケアにおけるエビデンス

　心不全の緩和ケア自体は呼吸困難や痛みの改善，またはQOLの改善に主体がおかれ，直接生命予後の改善を目的とするものではありません．しかしがんの領域では積極的に薬剤を大量投与して死期を早める安楽死とは異なり，適切な緩和ケアは症状を改善し，ADLやQOLを低下させる侵襲的処置を減らすことにより，結果としてやや予後をよくするのではないかと考えられています．転移性肺がん患者では，適切な緩和ケアはむしろ症状を改善し，生存曲線も改善させることが報告されています（N Engl J Med 2010; 363: 733-742，図1）．また，ミダゾラムなどを使用した深い鎮静は予後を悪化させる懸念が最も大きい緩和ケアの方法ですが，進行がんの患者における深い鎮静は，人工呼吸器の使用頻度にも生命予後にも影響を与えないことがわが国より報告されています（Lancet Oncol 2016; 17: 115-122，図2）．さらに，がん，心不全，COPDを含む患者の緩和ケアメタ解析において，在宅で緩和ケアを行った場合，入院での看取りが減少して在宅看取りとなる確率が2倍になり，その結果，医療コストは18〜35％減となることも報告されています（Cochrane Database Syst Rev 2013; 6: CD007760）．

　一方，心不全における緩和ケアに対するこれらの検討は現状ではほとんどありません．しかし，前述した心不全緩和ケアに対するアンケート調査の結果では，緩和ケアの効果として余命の延長をあげた意見が少数ですが認められました．筆者らはそのメカニズムを「呼吸困難が緩和されることにより交感神経の活性化が抑制されて致死的不整脈のリスクが下がる可能性がある」と考察しました．実際に，薬剤を低用量で使用することによりかえって全身状態が落ち着く症例も少なからず経験します．今後，このようなエビデンスの蓄積が必要です．

---

footnote　COPD：chronic obstructive pulmonary disease，慢性閉塞性肺疾患

05 医療システム

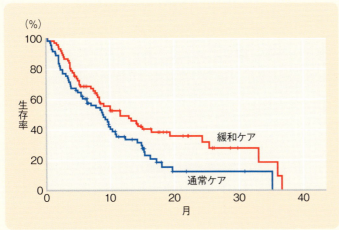

図1 転移性非小細胞肺がんにおける緩和ケアと予後
緩和ケアを行った群のほうが行わなかった群と比較して予後がよい傾向にあった.
(Temel, JS: N Engl J Med 2010; 363: 733-742 より引用)

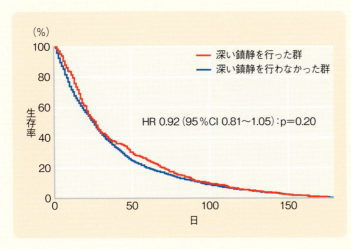

図2 深い鎮静が進行がんの生存率に及ぼす効果(J-Proval試験)
深い鎮静を行った群でも行わなかった群と同じ予後であった.
(Maeda, I et al: Lancet Oncol 2016; 27: 115-122 より引用)

POINT

心不全緩和ケアのエビデンス構築は今後の課題

199

93　緩和ケアで使用する薬剤

　心不全患者に対する緩和ケアの一部には薬剤使用も含まれますが，ガイドラインなどは現在はありません．一般的には呼吸困難にはモルヒネを使用しますが，がんの使用量の4分の1くらいから効果を検討します（**図1**）．しかしモルヒネだけではどうしても苦痛がとれない症例も存在します．その際には看取りを意識して鎮静作用のある薬剤を使用します（**表1**）．

　心不全緩和ケアに対するアンケート調査の結果では，心不全患者に対して鎮痛剤や鎮静剤を処方していたのは76％（403/531）でした．最も多く処方されていたのはモルヒネで（87％），大多数が静注で用いられていました（91％）．ただし，心不全の在宅看取りが増えれば皮下，経口などの投与法も検討されると思われます．鎮静剤ではデクスメデトミジンの処方が最も多く（33％），ミダゾラム（29％），プロポフォール（20％）が続きました．アセトアミノフェン（25％），NSAIDs（22％）も用いられていました（**図2**）．モルヒネ，鎮静薬ともに大量投与すると呼吸停止をきたしますので，低用量で使用します．

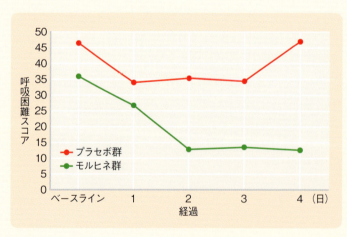

図1　心不全患者へのモルヒネ低用量の効果
（Johnson, MJ: Eur J Heart Fail 2002; 4: 753-756 より引用）

ⓒ footnote　NSAIDs：Non-Steroidal Anti-Inflammatory Drugs

05 医療システム

表1　鎮静・鎮痛作用のある薬剤

種類	薬物名	鎮静作用	鎮痛作用
静脈麻酔薬	ミダゾラム（ドルミカム®） プロポフォール（ディプリバン®）	＋ ＋	－ －
鎮痛薬	フェンタニル モルヒネ	＋ ±	＋ ＋＋
鎮静薬	デクスメデトミジン（プレセデックス®）	±	±

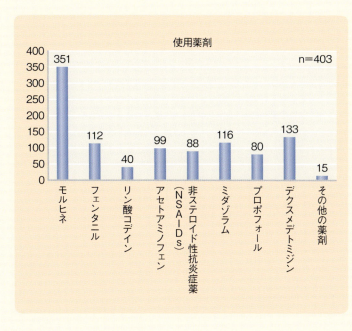

図2　心不全患者に対する緩和ケア（薬物療法）
緩和ケアに用いる薬剤はモルヒネが最も多く，その次は鎮静作用のあるデクスメデトミジンであった．
（Kuragaichi, T et al: Circ J 2018; 82: 1336-1343 より引用改変）

POINT

緩和ケアの薬剤は低用量で使用する

201

人工呼吸器・透析などの差し控えの可能性

　わが国では歴史的に，2000年の射水市民病院での終末期医療で医師が殺人罪の被疑で書類送検されたような経過があり（司法判断は不起訴），医療現場は終末期における治療の中止が警察の介入や刑事事件になるおそれがあると考えられてきました．「人生の最終段階における医療の決定プロセスに関するガイドライン」は終末期医療で医療者が刑事責任を問われないように厚生労働省で作成されました．このような立場から日本循環器学会・日本救急医学会・日本集中治療医学会からは，「救急・集中治療における終末期医療に関するガイドライン　3学会からの提言」が出され，日本透析医学会は「維持血液透析の開始と継続に関する意思決定プロセスについての提言」を報告しており，維持血液透析の見合わせを検討する状況についても述べています．ただし，患者の尊厳などを守ろうとして治療を差し控えることによって，患者自身やその権利が不利益を被ることは絶対にあってはなりません．

　2016年の心不全緩和ケアアンケート調査では，末期心不全に対する新規治療の差し控えとして，人工呼吸器（85％）が最も多くあげられました．次いで，経皮的心肺補助（PCPS）や大動脈内バルーンパンピング（IABP）などの補助循環（83％），透析（78％）でした（図1青色）．一方で，治療中断としては，透析（39％），PCPSやIABP等の補助循環（28％），経管栄養（25％），植込み型除細動器（ICD）の作動（24％）の順に多いという結果でした（図1灰色）（Circ J 2018; 82: 1336-1343）．

　なお，人生の最終段階においては塩分制限は撤廃している施設が増えてきていると思います．心不全終末期には減塩食から普通食へ切り替えることにより，食事摂取量が増加する症例にも遭遇します．多職種でカンファレンスを行い，食事に関する価値観や習慣，食事摂取の必要性，食嗜好など患者および家族の思いを情報共有し，個々に合わせた適切な食事の検討を行う必要があり，一律な過度の減塩はすべきではありません．また最期には食欲が自然に進行性に低下しますが，この時期に強制栄養法は実施すべきではありません．終末期での食事摂取量低下に対する一律な輸液は，呼吸困難や浮腫などのうっ血症状をかえって悪化させることがあるため，すすめられません．

05 医療システム

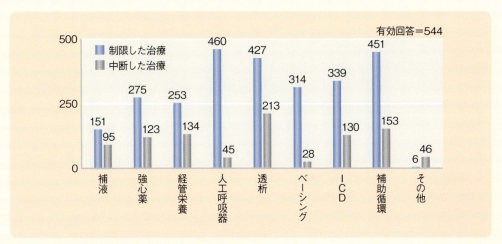

図1　心不全患者の終末期に制限，または中断する治療
人工呼吸器は終末期に制限する治療としてあげられたが，中止するという回答は少なかった．一方，透析は制限も中止も多い処置としてあげられた．
(Kuragaich, T et al: Circ J 2018; 82: 1336-1343 より引用改変)

POINT

終末期で差し控えの医療を行う場合，患者のことを第一に考えたうえで医療・ケアチームで検討し記録に残す．差し控えによって，患者自身やその権利が不利益を被ることがないようにする

Part.06 心不全診療の今後

◎ 新しい技術・今後の動向
- ⑨⑤ ARNI, Ifチャネル阻害薬
- ⑨⑥ 遠隔モニタリング
- ⑨⑦ 和温療法
- ⑨⑧ 再生医療
- ⑨⑨ 成人先天性心疾患・がんと心不全

◎ おわりに：チーム医療の成果発表のススメ
- ⑩⑩ 臨床研究の意義

95 新薬：LCZ696とイバブラジン

LCZ696（ARNI）

　収縮性心不全の治療は，ACE阻害薬またはARBとβ遮断薬を併用し，効果が認められなければ抗アルドステロン薬（ミネラルコルチコイド受容体拮抗薬；MRA）を追加して生命予後の改善を図ります．新規薬剤のLCZ696は，1分子中にネプリライシン阻害薬とARB・バルサルタンの2つの作用からなる化合物で，アンジオテンシン受容体-ネプリライシン阻害薬（ARNI）と呼ばれます．アンジオテンシンⅡ受容体阻害作用と同時に，BNPなどの内因性ナトリウム利尿ペプチドの分解にかかわる中性エンドペプチダーゼのネプリライシンを阻害し，内因性ナトリウム利尿ペプチドの分解抑制作用を示すことから，心不全改善効果が期待されています．高血圧での検討として，LCZ696はバルサルタンを上回る降圧効果が報告されています（Lancet 2010; 375: 1255-1266）．収縮能が保持された心不全における検討としてPARAMOUNT試験では，LCZ696は投与12週後にNT-proBNPをバルサルタンと比較して有意に減少させました（Lancet 2012; 380: 1387-1395）．

　PARADIGM-HF試験では，LCZ696の収縮性心不全に対する効果が検討されました．対照群には最初に心不全予後改善効果が示され，現在も収縮性心不全の基本薬であるACE阻害薬エナラプリルが選ばれました．その結果，エナラプリル20mg群と比較してもなお，総死亡，心血管死，心不全誘因の抑制がLCZ696群で認められました（N Engl J Med 2014; 371: 993-1004）．特筆すべきは心不全入院抑制だけでなく，心血管死，さらには総死亡も改善した点です．特に総死亡の改善は初期のACE阻害薬，β遮断薬の試験では認められていましたが，最近の薬では心不全入院の回避が心血管イベント抑制効果の大半を占めていることも多く，長らく改善が認められていなかったエンドポイントです．欧米ではすでにガイドラインで推奨されています．

イバブラジン（Ifチャネル阻害薬）

　β遮断薬の試験結果などより，頻脈は予後不良指標であり，心拍数を低下させることが心不全患者の予後を改善することが示唆されていました．その一方で，β遮断薬は一定の投与量以上で血圧低下などの副作用が出てしまい，十分な心拍数を抑制する量が投

---

footnote
PARAMOUNT：Prospective Comparison of ARNI with ARB on Management of Heart Failure with Preserved Ejection Fraction
PARADIGM-HF：Prospective Comparison of ARNI with ACEI to Determine Impact on Global Mortality and Morbidity in Heart Failure
SHIFT：Systolic Heart Failure Treatment with the If Inhibitor Ivabradine Trial

06 心不全診療の今後

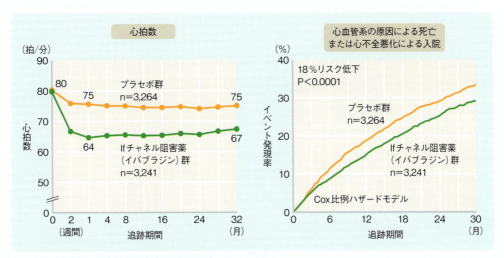

図1　慢性心不全に対する心拍数抑制の効果―SHIFT試験―
イバブラジン群では心拍数が減少し，心血管イベントも低下した．
(Swedberg, K et al: Lancet 2010; 376: 875-885 より引用)

与できない症例も存在し，心拍数を選択的に低下させる薬剤が望まれていました．

　イバブラジンは洞結節細胞のIfチャネルを阻害することにより，心機能などには直接影響を与えず，心拍数を低下させる薬剤です．SHIFT試験では，ガイドライン推奨治療を行った，LVEFが35％以下，安静時心拍数が70/分以上の洞調律の心不全患者において，イバブラジンの効果が検討されました．その結果，プラセボに比べて心血管死と心不全入院を有意に減少させました（Lancet 2010; 376: 875-885，図1）．また，イバブラジン投与群で左室リモデリング改善効果が示されました（Eur Heart J 2011; 32: 2507-2515）．

　洞調律の収縮不全患者では心拍数の増加がリスクであり，それを低下させること自体が治療ターゲットになるということで，欧米のガイドラインでは投与が推奨されています．

POINT

　　β遮断薬，ACE阻害薬またはARBに追加投与する薬剤の検討が進んでいる

207

96 遠隔モニタリングの意義

　地理的に医療機関が遠方にある場合や，患者の移動能力が低下した場合，医療機関を頻繁に受診するわけにはいきません．そのような患者を対象に遠隔モニタリングが検討されています．テレモニタリングは回線を使用して行う遠隔モニタリングの一種で，1）患者の情報を収集し，2）患者に指示を与え，3）入院を回避することが可能になると考えられています．テレモニタリングの原型として有名な DIAL 試験では，看護師が電話で食事，内服，症状，飲水，活動状況について把握し，看護師は利尿薬の調整または外来受診を促した結果，心不全入院の回避が認められ，QOL が改善しました（BMJ 2005; 331: 425-427）．試験によって指導内容は多岐にわたり，薬剤の副作用や，心不全症状の悪化時の対応も含まれます．現在では方法も進化しており，患者が血圧・体重を回線で送信し，内服状況などは自動音声システムに yes/no ボタンで答える方法が主流となっています（Heart 2009; 95: 1964-1968）．

　一方で前向き多施設試験 Tele-HF では，電話で患者の状況を確認し指示をするシステムでは予後改善効果は認められないと報告されました（N Engl J Med 2010; 363: 2301-2309）．患者のセルフチェックだけでは期待される効果が弱いのかもしれません．

　近年では，モニタリングシステムの概念がさらに広域に進化しており，1）植込み型の血行動態モニタリングや，2）ペーシング，ICD の付属機能として胸郭インピーダンスを測定するシステム，3）不整脈をアラートとして知らせるデバイスなど種々開発されており，どのシステムが有効か検討されています（Am Heart J 2007; 153: S12-S17，**図1**）．CHAMPION では，小型の肺動脈圧センサーを植え込んで遠隔モニタリングした患者群で，死亡または入院が抑制されることが示されました（Lancet 2011; 377: 658-666，**図2**）．また ICD（植込み型除細動器）/CRT-D（両室ページング機能付き植込み型除細動器）植込みを行った心不全患者 664 人を対象とした IN-TIME においては，遠隔モニタリングによる心不全管理は，全死亡を有意に減少しました（Lancet 2014; 384: 583-590）．一方でデバイスを用いた遠隔モニタリングにて，心不全患者の予後は改善しないとの報告も発表されています．また，胸郭インピーダンスのモニタリングのみによる心不全の診断精度には限界があると考えられており，今後も継続した検討が必要です．遠隔モニタリング

---

footnote

DIAL : ramdomized trial of telephone intervention in chronic heart failure
Tele-HF : ramdomized trial of telemonitoring to improve heart failure outcomes
CHAMPION : CardioMEMS Heart Sensor Allows Monitoring of Pressure to Improve Outcomes in NYHA Class Ⅲ Heart Failure Patients
IN-TIME : Implant-based multiparameter telemonitoring of patients with heart failure

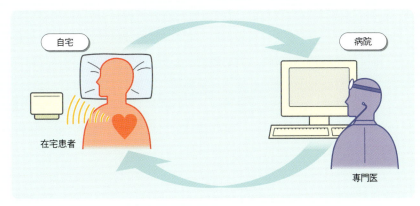

図1 植込み型遠隔モニタリングの概念図

植え込まれたデバイスの情報が転送モデムに送付される．病院側はデータを受け取り，必要に応じて介入する．

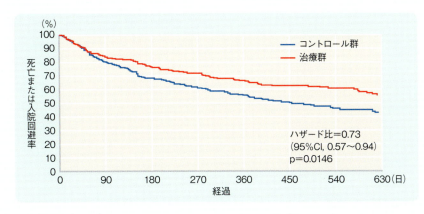

図2 植込み型肺動脈圧センサーを用いた遠隔モニタリングの効果

植込み型肺動脈圧の遠隔モニタリングにより，死亡または入院が有意に抑制された．
(Abraham, WT et al: Lancet 2011; 377: 658-666 より引用)

のアラート設定，データ確認方法，アラート対処も工夫の余地があるところです．

POINT

遠隔モニタリングシステムは入院回避のための有用なシステムである可能性がある

97 和温療法とエビデンス

「和温療法」は，心不全患者の全身を均等に60℃の乾式遠赤外線サウナ浴させる方法であり，鹿児島大学の鄭先生により開発されました．血行動態の検討で，入浴と決定的に違う点は，入浴では水圧の影響で一過性に右心系圧が上昇しますが，和温療法では一過性上昇はなく，段階的に右心系圧は低下します．つまり，入浴の欠点である一過性の右心系圧上昇をなくし，前負荷，後負荷を減弱させ，その結果，心拍出量と左室駆出率を増加させるよい効果だけを取り出したのが，和温療法といえます（Circulation 1995; 91: 2582-2590，図1，⑭参照）．

和温療法は，乾式遠赤外線サウナ装置を用いて60℃の均等乾式サウナ浴を15分間施行した後，出浴後30分間の安静保温を行います．遠赤外線を用いることにより，体表面を過度に温めることなく，深部体温は約1.0℃上昇します．和温療法前後に体重を測定，発汗量に見合った量を飲水して，脱水の予防に努めることがすすめられています．

和温療法には短期の血行動態的改善効果だけでなく，退院後も継続することにより慢性的な心不全の改善効果（J Cardiol 2008; 52: 79-85），それによる予後改善効果が期待されます（J Cardiol 2009; 53: 214-218）．このため，外来のリハビリ室に設置可能な小型移動式の装置も開発されました（循環制御 2009; 30: 157-164）．

しかし，これらの報告は少数例のものやランダム化されていないものも含まれており，さらに厳格な試験デザインに基づく多施設共同ランダム化比較試験が望まれていました．このような背景でWAON-CHF試験が行われたのですが，和温療法群の前後比較でBNP，NYHA心機能分類，6分間歩行距離，心胸比の改善がみられ，安全性にも問題がないことが明らかになったのですが，一次エンドポイントであるBNPの変化についてはコントロール群との比較において有意差が示されませんでした（Circ J 2016; 80: 827-834）．和温療法に関してはわが国での心不全に対する保険適応は認められていません．

注意点として，和温療法は急性効果として心拍出量を有意に増加させるため，高度の

---

footnote　WAON-CHF : Waon Therapy for Managing Chronic Heart Failure

06 心不全診療の今後

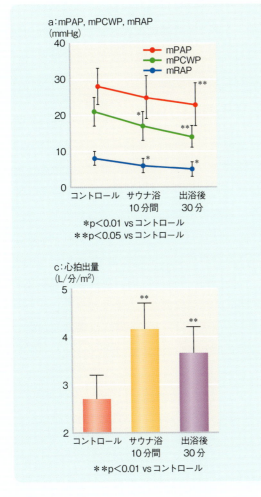
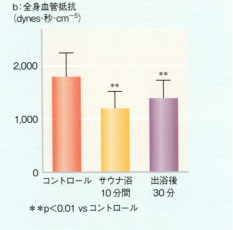

図1 和温療法による血行動態の変化
a：mPAP（平均肺動脈圧），mPCWP（平均肺動脈楔入圧），mRAP（平均右房圧）はサウナ浴後，有意に前値より低下した．
b：全身血管抵抗はサウナ浴後，有意に前値より低下した．
c：心拍出量はサウナ浴後，有意に前値より上昇した．
（Tei, C et al: Circulation 1995; 91: 2582-2590 より引用）

大動脈弁狭窄症や閉塞性肥大型心筋症の重症例に対しては慎重に施行すべきとされ，感染症がコントロールできていない患者や高熱患者には禁忌とされています．

POINT

和温療法はエビデンス構築中の非侵襲的治療のひとつである

211

98 今後の治療　再生医療

　2014年11月の「再生医療等の安全性の確保等に関する法律」により，リスクに応じた再生医療等の提供計画を厚生労働大臣に提出することが義務化されました．同時に同法による細胞培養加工の外部委託も可能となり，第二種再生医療は必ずしも自施設で細胞加工を行う必要がなくなりました．このため，心不全の再生医療には多くの企業が注目しています．

　心不全の再生医療には従来から細胞として骨髄由来幹細胞，脂肪組織由来幹細胞や心筋幹細胞，骨格筋芽細胞などが考えられていますが（図1），最近ではiPS細胞の検討も進んでいます．細胞の投与法は，心筋注射や冠動脈内投与，末梢静脈点滴や開胸して細胞シートを置くものが検討されていますが，細胞の生着率と手技に伴う合併症のリスクを天秤にかけて検討します．動物実験からは，細胞が心筋細胞に分化すること以外に，細胞が生体にとってよいサイトカインを誘発するパラクライン効果が再生医療の本質のひとつと考えられています．心不全患者における種々の細胞を用いた再生医療の効果は，メタ解析によると死亡，再入院の抑制効果，収縮能改善作用があると報告されています（Circ Res 2015; 116: 1361-1377）．ただし，多くの研究では左室収縮能の改善は左室駆出率にすると数％でとどまっており，半年以後の長期効果も不明です（Eur Heart J 2015; 36: 1744-1753，図2）．

　海外での心不全の再生医療の研究としては，細胞を採取しやすい間葉系幹細胞などを用いた臨床研究が多くみられます（JAMA 2014; 311: 62-73，JAMA 2012; 308: 2369-2379，Circ Res 2017; 120: 332-340）．一方，日本では筋芽細胞を用いた細胞シートの開発が進んでいます．筋芽細胞は下腿の内側広筋から5〜10g程度の骨格筋を採取した後に筋芽細胞を培養し，冷凍保存します．手術日が決定すれば，細胞を解凍して筋芽細胞シートを作製し，手術によって筋芽細胞シートを心外膜に移植します．同治療法は早期承認制度のもとに2015年に世界初の心不全に対する再生医療等製品「ハートシート®」として保険償還されました．今後は，iPS細胞を用いた拍動する心筋シートや3Dプリンターを用いた三次元組織による再生医療が予定されています．

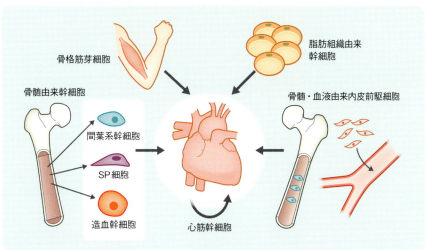

図1 心不全の再生医療に用いる細胞

(Sanganalmath, SK et al: Circ Res 2013; 113: 810-834 より引用改変)

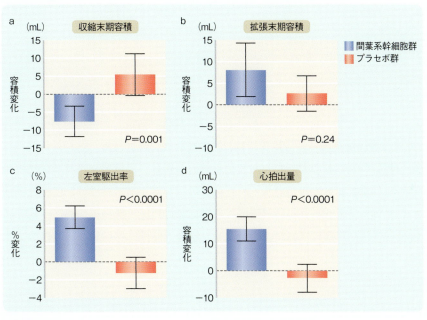

図2 虚血性心不全における自家骨髄由来間葉系幹細胞の心筋注射の効果（MSC-HF trial）

間葉系幹細胞注射群は通常群と比較して有意に左室容量が縮小し（a），拡張末期容積（b），左室駆出率（c），心拍出量（d）が増加した.

(Mathiasen, AB et al Eur Heart J 2015; 36: 1744-1753 より引用)

POINT

安全で低侵襲，かつ有効性の高い再生医療が開発中である

99 成人になった先天性心疾患・がん治療に伴う心不全

成人になった先天性心疾患

半世紀ほど前からの外科治療の発達と内科管理の向上により，小児先天性心疾患患者の多くが成人を迎えるようになりました．先天性心疾患は生産児の約100人に1人発生し，そのうち約95％が成人するため，わが国ではすでに50万人以上が成人になっています（表1）．

表1　日本の成人先天性心疾患患者数

日本の人口	1億2,760万人（2012年）
生産児	103万人（2012年）
先天性心疾患の生産児に占める頻度	1％
先天性心疾患生産児	1万300人/年
約95％が成人となる	9,780人/年
成人先天性心疾患患者数	約45万人
中等度以上の疾患重症度の割合	32％
成人先天性心疾患患者増加率	4～5％/年

（丹羽公一郎：成人先天性心疾患の問題点と今後の方向性．成人先天性心疾患，丹羽公一郎（編著），メジカルビュー社，2015，pp2-7より引用改変）

先天性心疾患患者は，成人期に達している患者における先天性心疾患手術はかならずしも根治とはなっていない例も多く，心機能の悪化，不整脈，心不全，突然死，再手術，感染性心内膜炎などが問題となり，女性では，妊娠，出産を経験し，加齢に伴ってメタボリックシンドロームや高血圧などの後天的な心血管合併症も増加します．生涯にわたっての経過観察が必要であり，従来は小児循環器科医が小児期から成人まで診ていることが多かったのですが，最近では管理が循環器内科医に移行している場合も増えてきています．

また，背景となる心臓病に関した問題だけでなく，就職，結婚，子供への遺伝，社会保障（保険，年金，身体障害者認定，療育手帳，医療費助成，更生医療，指定難病）など，社会的な問題も重要です．さらに，成人先天性心疾患患者は，一般と比べ社会的自立の程度が劣るとされ，健常者と比較して多くの社会的問題を有することが多いことも指摘されています．医学的問題は小児科循環器医・心臓血管外科医・循環器内科医，必要に応じて麻酔科医・産婦人科医，精神科医の連携で，社会的問題は多職種チーム医療で支えるべき領域です．

がん治療に伴う心不全

近年高齢化が進むと同時に心不全とがんの治療が両方とも進歩しているために，両疾

表2 心毒性のタイプ別分類

	タイプ1（心筋障害）	タイプ2（心機能障害）
代表的薬剤	ドキソルビシン	トラスツズマブ
臨床経過治療反応性	心筋障害は持続的かつ不可逆的 心不全の再燃は，数か月から数年単位で認められる	心筋障害は一般的に可逆的 2～4か月で回復する可能性が高い
投与量の影響	用量相関性，蓄積性あり	用量には依存しない
機序	フリーラジカル生成，酸化ストレス/細胞質障害	HER2レセプターを介する心保護作用の阻害
組織的特徴	微細構造の異常，心筋繊維の編成と脱落による空胞化，壊死	微細構造的な異常なし
再投与の効果	高い頻度で心筋障害を繰り返す可能性あり 心不全，死亡となることもある	再投与は比較的安全性が高いと考えられている

(Ewer, MS et al: J Clin Oncol 2005; 23: 2900-2902, 塩山　渉：癌と化学療法 2017; 44: 2052-2057 より引用改変)

患の合併患者を診る機会も増えています．もともと心不全であったところに抗がん剤治療を行って心不全が顕在化する症例と，心不全でなかったが抗がん剤治療で新規に心不全を生じる例とがあります．いずれも従来は循環器内科の関与が少なく，肺うっ血症状が顕著になって初めて循環器内科を受診する症例が大半でした．そこで，最近ではがん治療関連心不全という概念が出ています．

薬剤性心筋障害は従来のアントラサイクリン系抗がん剤に代表される不可逆性のタイプ1心筋障害に加えて，分子標的薬であるトラスツズマブなどでは投与量に関係なく可逆性であるタイプ2心筋障害が出現します．実際の臨床では抗がん剤の併用により，混在型も多くなってきています（表2）．また，分子標的薬では標的部位の違いにより心不全のほかに高血圧や血栓塞栓症を生じます．

がん治療に伴う心不全の診断も普通の心不全と同じく自覚症状，胸部X線，心電図，バイオマーカー，心エコーなどを組み合わせて判断しますが，腫瘍専門医も診断できるように知識の浸透が必要です．

POINT

成人になった先天性心疾患とがん治療に伴う心不全の症例数は今後も増加する

100 チーム医療での臨床研究の意義について

　最後に，臨床研究についての私見を述べさせていただきます．心不全に限らず医療とは社会全体で考えていき，システム構築していく領域です．そのためには各自の得意分野を生かしてお互いに情報交換し合い，よりよいシステムにしていくべきです．臨床研究とはそのような視点で行うべきもので，決して個人の業績のために行うべきではありません．また，一流の海外雑誌に投稿論文が掲載されても，社会還元できなければその論文は埋もれていく運命にあります．現在の社会が自身の説を受け入れない場合は，自分たちで社会的な流れを作って，社会の目をその方向に向けさせることも必要かもしれません．以下に臨床研究を行ううえでのポイントを述べます．

1. 大局的に物事を考える習慣

　何といっても，とにかく数多くの患者を診ることです．数少ない患者を一人ひとり丁寧に診るのもいいですが，できるだけ多くの患者を診て多くのバリエーションがあることを学び，介入点を複数見つけられるようにすべきです．臨床経験をおろそかにしていると，間違った仮説を信じたり，間違った方向に進むことが多々あります．論文よりも自分の直感が信じられる程度まで，患者を多く診ることです．

2. 自分固有の切り口を求める

　ほとんどの臨床論文には，「自分の経験を統計的に有意な文章にして，他人に納得してもらい，伝達する」という「経験を数値化」するプロセスが入ります．つまり，自分が経験した範囲でイメージできることを論文にするという傾向が強くなります．人は，印刷物になったものを信用しやすいものですが，ここで注意しなければならないことは2点あります．1）著者の視点がそもそもバイアスになって，ストーリーが形成されていることがある，2）統計的に有意な結果から外れた患者は無視される傾向にある．統計的に有意とならなかった（効果が認められなかった）患者を深く掘り下げることで，次の研究テーマが見つかることもあります．

3. 本質的なことを探す

　これが実は最も難しいことのひとつです．まず，自分自身にレセプターがなければ，目の前に本質的なことが転がっていても何も見えません．自分の思考パターンというのは，驚くほどマンネリに陥っていることがあります．新しいレセプターを作るためには，まず未知のインプットが必要であるという考えのもと，一見医学とは全く関係ない分野の本を読んだり，ドキュメンタリーの映像を見たりするのもよいかもしれません．とにかく社会的観点から本質的な事項を探してください．

4. 信念とチームワークでやり遂げる

　いうまでもないことですが，臨床研究は1人ではできません．臨床病院では多くの先輩，同僚，後輩に労力・時間の面倒をかけることもあるかもしれません．また，日常業務外の時間を使うことになるので，研究は深夜，休日にまで及びます．しかし，研究とは患者のため，社会のため，また後輩教育のためにするものです．臨床業務をこなしながらチームワークで研究をやり遂げるためには，潜在的な目的意識と信念が実は大変に重要なのです．

5. 臨床研究に人手，時間，研究費は無関係

　大規模試験，遺伝子研究など最初から資金を必要とする研究もありますが，最先端の機器を使わなくても論文は書けます．重要なことは，環境の問題ではなく，自分自身の問題です．プロの画家であれば，たとえ鉛筆1本しかなくてもプロの絵を描きます．金銭的なこと，時間のこと，人のこと，すべてがそろってから研究を始めるのではなく，今ある環境でまずスタートする，という姿勢が大事なのだと思います．うまくいかないときは，環境が悪いからといって，あきらめてはいけません．自分自身の姿勢を正して，うまくいくまで工夫し続けることが大事です．

POINT

チーム医療の臨床研究は，社会還元できることを目標にする

索引

和文索引

あ

アスピリン 84, 88
アドバンス・ケア・プランニング 190, 194
アブレーション 98
アミオダロン 92
アミノ酸 148, 152
アルドステロン 24
アルドステロンブレイクスルー現象 24
アルブミン 49
アルブミン値 150
アンジオテンシンⅡ 22, 24
アンジオテンシン受容体−ネプリライシン阻害薬 206

い

意思決定支援 194
インフルエンザ 158, 173

う

植込み型除細動器 92, 94, 208
植込み型補助人工心臓 116
右心不全 10

え

栄養士 174, 176, 196
遠隔モニタリング 208
炎症性サイトカイン 16, 28, 148, 153
塩分制限 154, 173, 202

お

オリーブ油 146
オルプリノン 122

か

ガイドライン遵守率 170
外来点滴 188
拡張型心筋症 2
拡張能 12, 52
カテコラミン 122, 127, 188
カヘキシー 148
カルペリチド 18, 30, 126
看護師 176, 196
がん治療関連心不全 215
冠動脈CT 60
緩和ケア 154, 190, 194

き

急性心不全 4, 8, 152
救命 118
強心薬 6, 11, 80, 82, 118, 120
胸部X線 42, 62
禁煙 156, 173
筋芽細胞 212
禁酒 157
筋肉 149, 150

く

果物 142, 144
クリニカルシナリオ 118
クレアチニン 49, 58, 103

け

経腸栄養 152
血液ガス 56
血液浄化 128
血管拡張薬 6, 11, 118, 124, 188

こ

抗アルドステロン薬 16, 18, 22, 74, 177
交感神経系 8, 16, 18, 20, 26, 30, 72, 126
交感神経系の亢進 28
抗凝固薬 60, 88, 90
抗凝固療法 96
高血圧 2, 3, 5, 12, 84, 86, 100, 106
抗血小板薬 177
後負荷 14
高齢化社会 2
呼吸困難 36, 76, 173, 196

さ

再生医療 212
在宅看取り 188, 198, 200
細胞シート 212
魚 143, 144, 146
左脚ブロック 94
左室肥大 84
左心不全 10
酸素飽和度 56

し

自覚症状　36
ジギタリス　80
脂質異常症　3, 86, 106
シスタチンC　58
疾病管理プログラム　174, 177, 178
脂肪　149, 150
収縮能　12, 52, 100
受動喫煙　157
順応性自動制御換気装置　108
硝酸薬　124
腎うっ血　102
心エコー　52, 60, 62
心筋梗塞　2, 84, 86, 88
心筋生検　66
心筋リモデリング　16, 24
神経体液性因子　18
心室細動　44, 94
心室頻拍　44
心腎連関　102
人生の最終段階における医療・ケアの決定プロセスに関するガイドライン　190, 192, 202
心臓移植　2, 114, 116, 157
心臓カテーテル検査　62
心臓再同期療法　16, 44, 94
心臓リハビリテーション　110, 174
心電図　62
心肥大　3
心不全疾病管理プログラム　110, 170
心不全手帳　180
心房細動　2, 5, 44, 60, 88, 90, 96, 98

す

水分制限　154, 173
睡眠時無呼吸　108
スタチン　84, 86, 177

せ

性生活　164
赤血球造血刺激因子製剤　104
セルフケア　182
セルフチェック　172
先天性心疾患　2, 214
前負荷　14
全粒穀物　142, 144

そ

僧帽弁　112
ソーシャルワーカー　175, 176, 180, 196

た

体重　39
体重減少　76
体重増加　36
大動脈弁　112
大動脈弁狭窄症　2
代理指標　16
卵　152

ち

地域包括ケア構想　186
チーム医療　2, 110
地中海式ダイエット　143
着用型自動除細動器　95
中性エンドペプチダーゼ　30
直接作用型経口抗凝固薬　90
鎮静剤　200
鎮痛剤　200

て

低栄養　140, 148, 152, 173
低体重　140

と

糖尿病　3, 5, 106
糖尿病合併　86
突然死　24, 92, 94
ドパミン　120
ドブタミン　120
トランス脂肪酸　146, 153
トロポニン　8
トロンビン阻害薬　90

な

ナトリウム利尿ペプチド　18, 28, 30, 103, 124, 206

に

肉　152
日本食　143
入浴　160
尿中アルブミン　58
妊娠　166

ね

ネシリチド　126

の

ノルアドレナリン　121
ノルエピネフリン　18, 20

は

ハートチーム　112
肺炎球菌　158
肺炎球菌ワクチン　173
バイオマーカー　50
バソプレシン　26, 28, 78
パルスオキシメーター　56

ひ

肥満　140
ピモベンダン　82
貧血　104

ふ

不安　184, 196
部位別生体電気インピーダンス法　150
浮腫　36
不飽和脂肪酸　146

へ

弁膜症　2

ほ

包括的疾病管理　176
飽和脂肪酸　146
補助人工心臓　114

ま

マーガリン　146
慢性心不全　4, 8
慢性心不全看護認定看護師　170, 174

み

ミルリノン　122

も

モルヒネ　200

や

薬剤師　174, 176, 196
野菜　142, 144

よ

抑うつ　184, 196

り

理学療法士　176, 196
リズムコントロール　96, 98
利尿薬　60, 76, 102, 118, 177
リノール酸　146
両室ペーシング機能付き植込み型除細動器　208
旅行　162
倫理　192

れ

レートコントロール　96, 98, 177
レニン-アンジオテンシン-アルドステロン系　8, 16, 18, 20, 26, 28, 30, 70, 72, 126
レニン-アンジオテンシン系　22

わ

和温療法　210
ワクチン　158
悪いニュース　194
ワルファリン　88, 90, 177

欧文索引

A
αリノレン酸　146
ACE阻害薬　6, 16, 18, 22, 24, 34, 60, 70, 72, 74, 77, 96, 103, 106, 177, 178, 206
ADHERE　4
AHA/ACCステージ分類　34
ALS　135
ANP　18, 30, 126
ARB　16, 18, 22, 24, 34, 60, 70, 72, 74, 96, 103, 106, 177, 178, 206
ARNI　206
ASV　108
ATTEND　4

B
β遮断薬　6, 16, 18, 20, 34, 60, 72, 74, 77, 96, 106, 177, 178, 206
BLS　135
BNP　8, 18, 30, 39, 42, 49, 50, 60, 62, 76, 126, 154

C
CHART　4
CONUTスコア　151
CRT　44, 94, 177
CRT-D　208

D
DASH　144

destination therapy　114
DHA　146
DOAC　90

E
EPA　146
ESA　104

F
Forrester分類　14

H
HFmrEF　12
HFpEF　12
HFrEF　12
HMG-CoA還元酵素阻害薬　86

I
IABP　132
ICD　177, 208
Ifチャネル　207
Impella　134
INR　49, 88, 90
INTERMACS分類　114
iPS細胞　212

J
JCARE-CARD　4
J-MACS分類　114

K
KCHF　4

L
Likertスケール　36

M
MitraClip　112
MRA　74

N
NIPPV　130
Nohria/Stevenson分類　38, 40
NT-proBNP（値）　39, 42, 49, 50, 60, 62
NYHA分類　34

P
PCPS　132
PDE阻害薬　122, 127

Q
QOL　184

S
Swan-Ganzカテーテル　14, 64

T
TAVI　112
Ⅹa阻害薬　90
troponin　49

W
wet-cold　40

221

あとがき
ヒト・カネ・時間は無くとも！

　心不全の臨床において，医師中心の治療だけでなくチーム医療の視点も踏まえて，どのような介入点があるのかについて述べてきました．医学的にとらえるだけでなく，社会的にとらえてみると，実に多くの介入点の可能性があることに気がつきます．本書を終えるにあたって，注意点が2つあります．

　1つは，システムは簡単にすべきです．一般病院での心不全チームはすべて，ボランティアとして運営されるはずです．当然，日常臨床業務をこなしながら並行して行うことになり，1）研究費，2）時間，3）人を必要とするシステムでは長続きしません．システムは簡単に，そして最も大事なことは人と人のつながりと，チームの信念，目的意識，熱意，創意工夫などです．

　2つめは，欧米で行われることがそのまま日本の実情にあてはまるとは限らないことです．欧米と異なり，日本は全国民が保険や補助を受けて比較的安価に平等な医療を受けることができます．また，都市部では専門医が多く，欧米のように数時間移動しないと専門医を受診できない状況ではありません．このような社会状況を考えずにシステムを構築しようとすると，全く無用なシステムを構築してしまうかもしれません．1）それぞれの地域の社会的状況（都会かどうかなど），2）それぞれの施設状況（スタッフ数，設備），3）それぞれの患者状況（高齢者，認知症の割合，経済的困窮度）などに応じて，異なったシステムが必要なはずです．

最後のPOINT

① システムは簡単に
② 患者背景，地域背景，医療機関によって有効なシステムは各々異なる

You have to do it in your own way !!!

● 謝辞

　私がこのような本を書くことができたのは，兵庫県立尼崎総合医療センターの循環器内科のすべてのスタッフが，心不全の臨床研究を行うことを許可し，支えてくださったおかげです．心より感謝いたします．また，このような執筆機会を与えてくださった文光堂の堀内珠理氏に深く感謝いたします．

　最後に，貴重な臨床体験の機会を与えていただいた，多くの患者に感謝するとともに，本書が臨床および社会に還元されることを願います．

著者

● 著者紹介

佐藤 幸人（さとう ゆきひと）

〈専門〉バイオマーカー，急性心不全，慢性心不全，チーム医療

〈略歴〉
1987年	京都大学医学部卒業
1994年	京都大学大学院医学研究科修了
1995年	兵庫県立尼崎病院循環器内科医長
2001年	京都大学大学院医学研究科循環器内科学助手
2002年	京都大学医学部附属病院循環器内科病棟医長
2004年	兵庫県立尼崎病院循環器内科医長
2007年	同循環器内科部長
2015年	兵庫県立尼崎総合医療センター循環器内科部長

検印省略

心不全の基礎知識100

定価（本体 4,500円＋税）

2011年9月13日　第1版　第1刷発行
2019年1月17日　第2版　第1刷発行
2020年6月5日　　同　　第2刷発行

著　者　佐藤　幸人（さとう　ゆきひと）
発行者　浅井　麻紀
発行所　株式会社 文光堂
　　　　〒113-0033　東京都文京区本郷7-2-7
　　　　TEL（03）3813-5478（営業）
　　　　　　（03）3813-5411（編集）

©佐藤幸人，2019　　　　　　　印刷・製本：公和図書

ISBN978-4-8306-1945-8　　　　Printed in Japan

- 本書の複製権，翻訳権・翻案権，上映権，譲渡権，公衆送信権（送信可能化権を含む），二次的著作物の利用に関する原著作者の権利は，株式会社文光堂が保有します．
- 本書を無断で複製する行為（コピー，スキャン，デジタルデータ化など）は，私的使用のための複製など著作権法上の限られた例外を除き禁じられています．大学，病院，企業などにおいて，業務上使用する目的で上記の行為を行うことは，使用範囲が内部に限られるものであっても私的使用には該当せず，違法です．また私的使用に該当する場合であっても，代行業者等の第三者に依頼して上記の行為を行うことは違法となります．
- [JCOPY]〈出版者著作権管理機構 委託出版物〉
本書を複製される場合は，そのつど事前に出版者著作権管理機構（電話 03-5244-5088, FAX 03-5244-5089, e-mail: info@jcopy.or.jp）の許諾を得てください．